VEGAN LIFE

Druck und buchbinderische Verarbeitung dieses Buches sind klimaneutral und vegan.

Nicola Link @mari.linni

Vegan Life

DER WEG ZU MEHR NACHHALTIGKEIT
& ACHTSAMKEIT IM LEBEN

Rezepte · Inspirationen · Tipps

CHRISTIAN

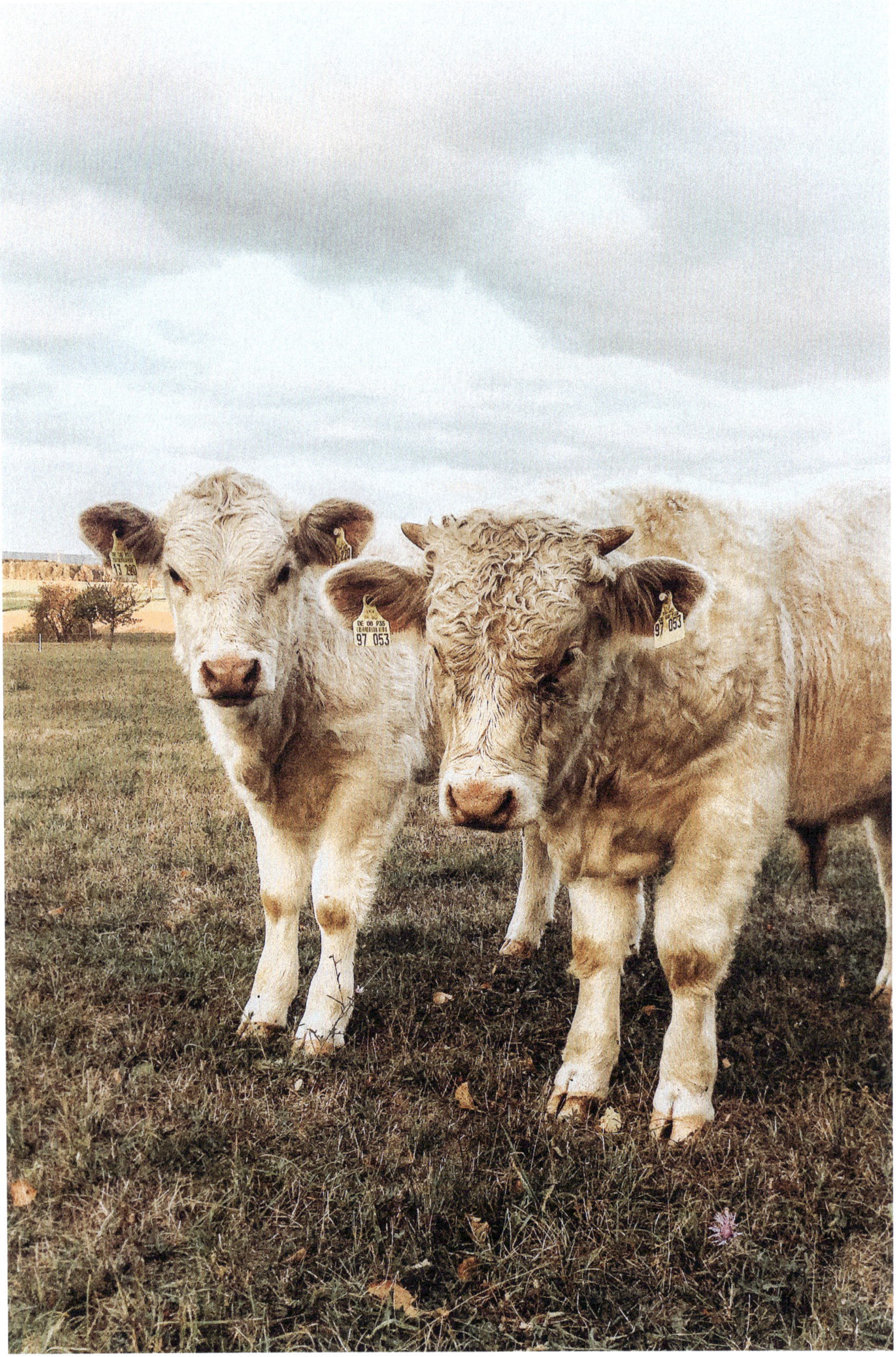
97 053
97 053

INHALT

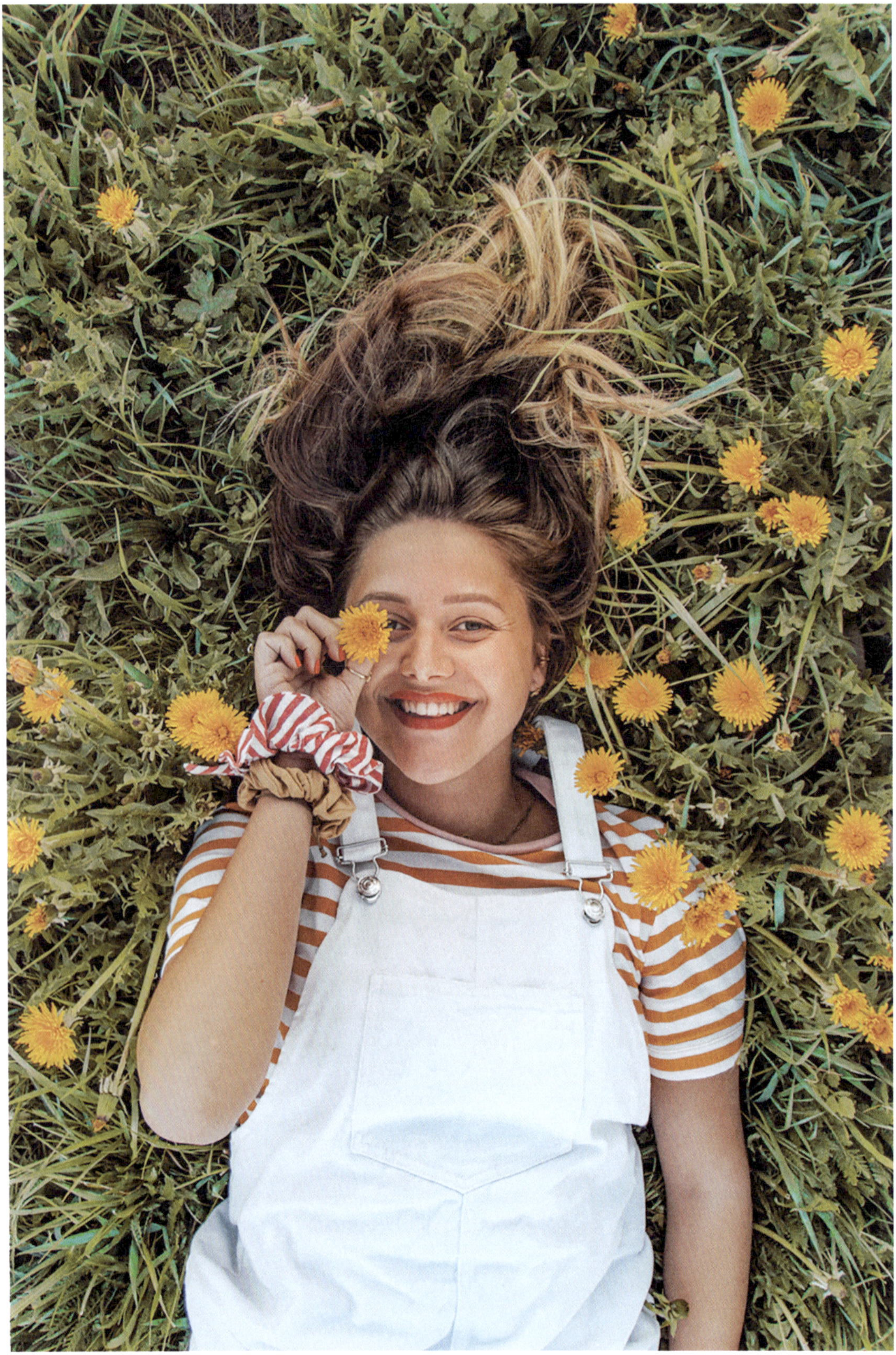

VORWORT

Wie schön, dass du dir die Zeit nimmst und mein Buch in den Händen hältst!

Der vegane Lebensstil hat in den letzten Jahren einen enormen Aufschwung erlebt: Die Zahl der Veganer und Veganerinnen steigt kontinuierlich und hat sich in den letzten acht Jahren mehr als versechzehnfacht. 2020 lag die Zahl der vegan lebenden Menschen in Deutschland schon bei rund 1,2 Millionen – und täglich kommen mehr Menschen dazu, die sich für das Thema interessieren.

Die Gründe, sich mit einem veganen Lebensstil zu beschäftigen, sind zahllos: der fortschreitende Klimawandel, ein Anstoß durch die »Fridays for Future«-Demos, Umweltbelastungen, Hungerleiden oder erschreckende Reportagen über die Massentierhaltung. Egal aus welcher Motivation heraus: Es gibt unglaublich viele Anlässe, sein Konsumverhalten zu reflektieren.

EINFACH MAL ANFANGEN!

Wenn wir etwas verändern möchten, können wir das jederzeit tun! Wir brauchen keine Ausreden mehr – lasst uns einfach mal anfangen, gemeinsam! Jeder Einkauf zählt dabei: Denn unsere Nachfrage bestimmt das Angebot. Und so haben wir jeden Tag aufs Neue die Möglichkeit zu entscheiden, welche Art von Konsum wir unterstützen möchten.

Ein veganer Lebensstil fängt häufig bei der Ernährung an, geht dabei aber weit über den Tellerrand hinaus – auch beim Kauf von Kleidung, Kosmetikprodukten oder auf Reisen können wir bewusste Entscheidungen treffen und nachhaltig konsumieren. Oft kommen dabei zahlreiche Fragen auf:

» Kann ich noch Wolle und Leder tragen, und ist Kunstleder eine nachhaltige Alternative?
» Welche Rolle spielen Tierversuche in meinen Kosmetikprodukten?
» Wie kann ich auch auf Reisen vegan und tierfreundlich handeln?
» Ist ein veganer Lifestyle für mich überhaupt umsetzbar?

In diesem Buch will ich genau solche Fragen beantworten und mit dir Tipps, Fakten und leckere Rezepte teilen und vor allem auch eines klarstellen: Vegan und »öko« zu leben, ist alles andere als langweilig oder einschränkend.

Dieses Buch ist der perfekte Begleiter für alle, die sich (mehr) mit dem Thema »vegan leben« beschäftigen möchten: für diejenigen, für die »vegan sein« noch ganz neu ist und die nicht genau wissen, wie sie damit anfangen. Aber genauso für alle, die sich noch intensiver über den veganen Lebensstil in allen Facetten informieren möchten. Das Buch soll (d)ein Gute-Laune-Ratgeber sein, in dem du immer wieder gerne nachschlägst und Inspiration und Denkanstöße findest.

Was mir dabei noch ganz wichtig ist: Es macht absolut gar nichts, wenn du nicht direkt vegan lebst – der Weg ist das Ziel. Ob du erstmal den Verzehr von tierischen Produkten reduzierst, einen veganen Tag pro Woche einlegst oder direkt auf einen vollkommen veganen Lebensstil umsteigst: Mache es so, wie es dir guttut, in deinem Tempo!

Ich wünsche dir ganz viel Freude mit diesem Buch und hoffe, du hast genauso viel Freude beim Lesen – und Umsetzen – wie ich beim Schreiben.

Alles Beste für dich,

Nici von
mari.linni

Nici von mari.linni

MEIN EINSTIEG IN EIN VEGANES LEBEN

Früher habe ich gerne Wiener, Briekäse oder eine Bratwurstsemmel auf dem Weihnachtsmarkt gegessen. Fleisch und tierische Produkte haben für mich – wie bei ganz vielen Menschen – ganz automatisch dazu gehört, ohne mir weiter darüber Gedanken zu machen.

Auf der anderen Seite mochte ich schon immer sehr gerne Tiere: wollte immer einen eigenen Hund, konnte an keinem Tier vorbeilaufen, ohne es zu streicheln oder zumindest für eine Weile zu bewundern. So ruhig und kraftvoll sehen auf der Wiese weidende Kühe aus, so zufrieden grunzend liegen Schweine in ihren feuchten Kuhlen. Ich fand jede Art von Lebewesen schon immer faszinierend und trotzdem habe ich diese Tiere lange Zeit wie selbstverständlich konsumiert.

FRIENDS – NOT FOOD

Irgendwann ist mir dann klar geworden, dass ich mit meinem Konsum und meinen Essgewohnheiten aber genau diesen Lebewesen, die ich so bewundere, Leid zufüge. Das war dann der Punkt, warum ich mit etwa 15 Jahren Vegetarierin geworden bin. Ich war glücklich und habe mich gut gefühlt: Für mich muss kein Tier mehr leiden! Käse- und Milchprodukte habe ich weiterhin konsumiert. Vegan zu leben, habe ich zu diesem Zeitpunkt nicht verstanden und konnte es ehrlich gesagt auch nicht nachvollziehen: Kühe geben doch sowieso Milch – warum dann nicht nutzen?

Vor ziemlich genau fünf Jahren habe ich dann angefangen, mich mehr mit der Milchindustrie zu beschäftigen und war schockiert: Auch (m)ein vegetarischer Lebensstil verursacht sehr viel Tierleid: Kühe werden zwangsbefruchtet, weil sie eben nicht »einfach so«, sondern nur mit einem neugeborenen Kalb Milch geben (ein »Aha-Moment« für mich) und werden geschlachtet, sobald die Milchleistung abnimmt. (Männliche) Kälber sind nur ein Abfallprodukt der Milchindustrie, werden kurz nach der Geburt von ihren Müttern getrennt und nach kürzester Zeit zu Kalbfleisch verarbeitet.

Genauso in der Legehennenindustrie: Legehennen werden ausgebeutet, alleine eine hohe Legefrequenz ist bedeutsam, männliche Küken werden geschreddert, vergast oder (im »besten Fall«) zu Masthähnen herangezüchtet. Für mich war damit die einzige logische Konsequenz: vegan werden!

Anfangs ist mir die Umstellung ehrlich gesagt nicht so leicht gefallen – war ich doch schon immer ein großer Käsefan und hatte zu Schulzeiten die größten Käsebrote dabei. Lange Zeit war ich auch genau die Art Person, die immer gesagt hat: »Auf Käse könnte ich niemals verzichten.« Und doch habe ich einfach mal angefangen: weniger Käse essen, mich mehr über die Massentierhaltung informieren und nach und nach Ersatzprodukte finden, bei denen nicht das »Verzicht-Gefühl« bei mir aufkommt.

Mittlerweile lebe ich seit knapp fünf Jahren vegan und für mich persönlich war es eine der besten Entscheidungen meines Lebens. Ich ernähre mich viel ausgewogener und gesünder und habe dadurch zahlreiche neue Lebensmittel für mich entdeckt. Außerdem verursache ich durch meinen Konsum kein Tierleid mehr und reduziere meinen ökologischen Fußabdruck für unser Zuhause, die Erde.

Vegan leben fängt bei mir auf dem Teller an, hört dort aber keineswegs auf. Mit der Zeit habe ich gemerkt, wie viele tierische Produkte beispielsweise auch in der Mode oder der Kosmetikbranche zum Einsatz kommen, und habe mich mit tierfreundlichen nachhaltigen Produkten und verschiedenen Materialien beschäftigt.

Was mir dabei immer ganz wichtig ist: Ein veganer Lebensstil stellt keinen Verzicht dar! Es geht vielmehr um die spannende Suche nach tollen Alternativen, die dein Leben (und das der anderen Lebewesen auf unserer Erde) verschönern!

Ich freue mich darauf, mit dir all das in diesem Ratgeber zu teilen, was ich in den letzten fünf Jahren lernen durfte.

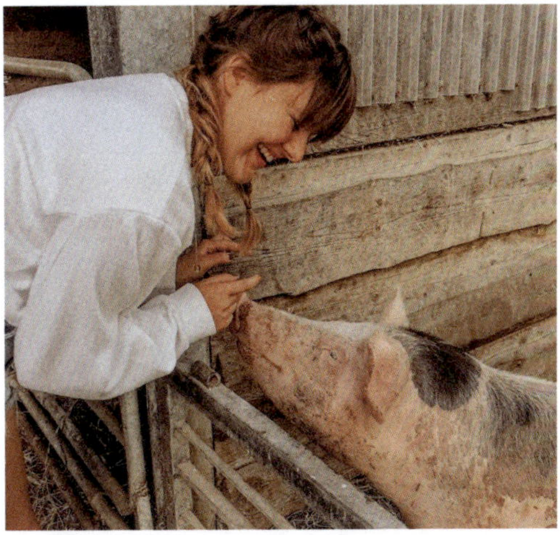

↑ *Mein Schwein Wilma Wutz*

MEIN EIGENES SCHWEIN WILMA WUTZ

... Und dann ist da noch die Sache mit (m)einem Schwein, die ich euch nicht vorenthalten möchte: Seit Herbst 2019 bin ich stolze Patin meiner Schweinedame Wilma Wutz.

Wilma ist ein Bioschwein, das für den Privatbedarf eines Bauern auf dessen Hof gehalten und gemästet wurde. Im Spätherbst sollte sie schließlich für den Eigenbedarf geschlachtet werden.

Bei jedem Einkauf auf dem Bauernhof (es gibt dort viel regionales und saisonales Obst und Gemüse) konnte ich nicht anders, als sie zu besuchen. Und jedes Mal brach es mir mehr das Herz: Wilma war zutraulich, neugierig und hat es geliebt, mit der Bürste gestreichelt zu werden. Und dieses Lebewesen, das mich so an unsere beiden Hunde erinnerte, sollte geschlachtet werden?

Nach sehr vielen Gesprächen mit dem Bauern, der mir Wilma zuerst nicht verkaufen wollte, einem viel zu hohen Preis für sie und zahlreichen Anrufen bei verschiedensten Lebenshöfen in ganz Deutschland, habe ich es dann geschafft: Ich konnte die aufgeweckte Schweinedame freikaufen, habe sie Wilma Wutz getauft und sie fand einen neuen Lebensplatz: Sie lebt nun in einer Schweineherde mit anderen geretteten Artgenossen auf einem der Höfe des Rüsselsheim e.V., eines Vereins, der ehemaligen »Nutztieren« einen schönen Lebensabend beschert.

Mir ist bewusst, dass man nie alle Tiere retten und sich deshalb die Frage stellen kann, was die Rettung eines einzelnen Tieres bringt. Meine Antwort: Für das einzelne Individuum verändert sich dadurch die ganze Welt – es darf weiterleben und ein artgerechtes Leben führen.

Wie, weshalb, warum vegan?

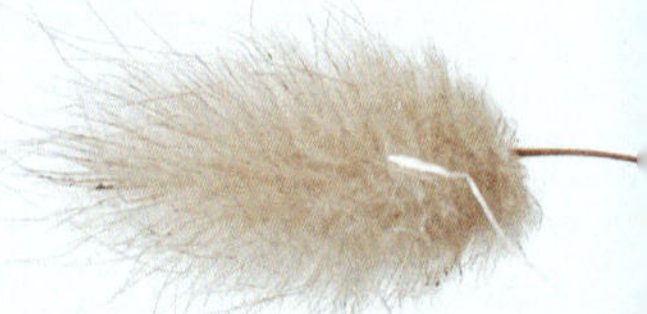

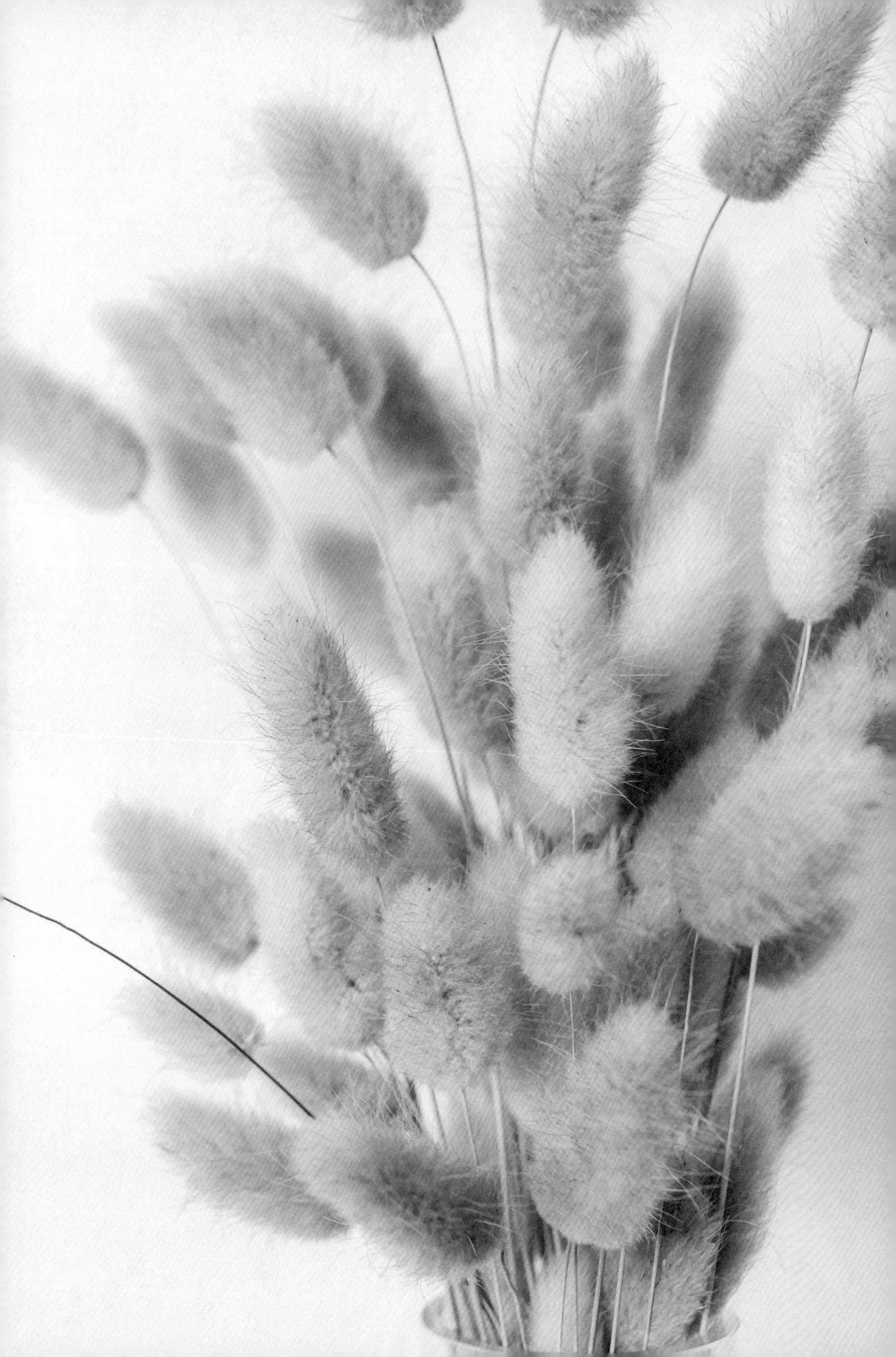

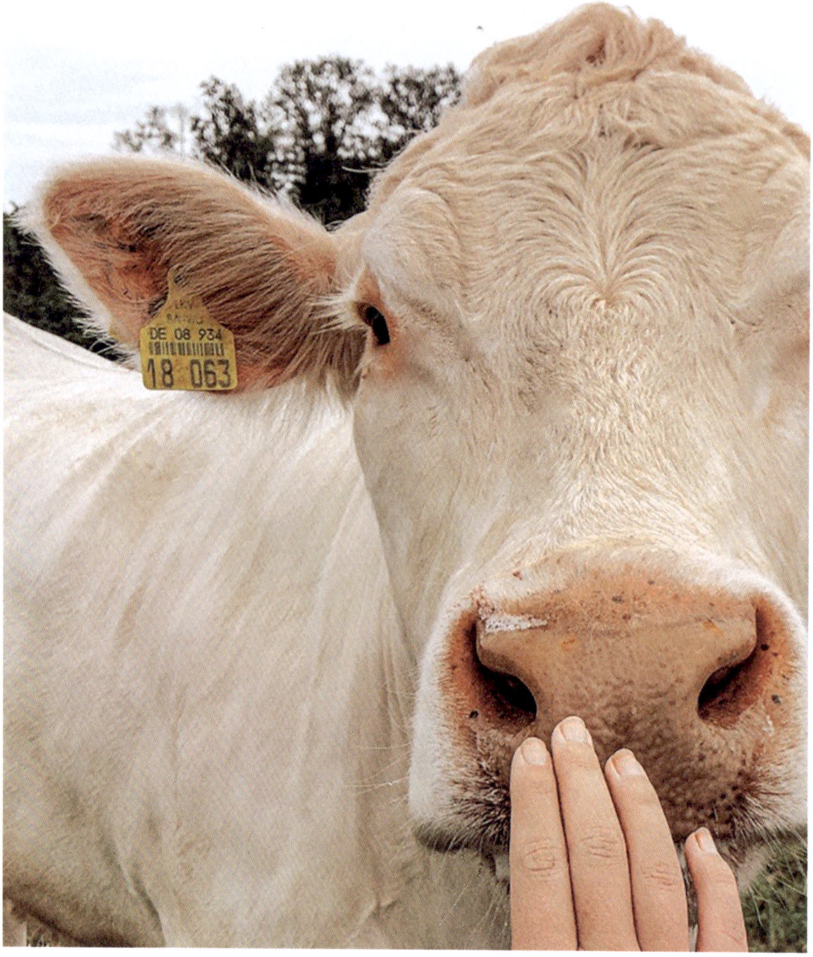

WAS BEDEUTET VEGAN ÜBERHAUPT?

*»Vegan« liest und hört man häufig.
Aber was bedeutet das eigentlich? Und wieso gibt es immer
mehr Menschen, die vegan leben?*

← *Wir müssen wieder anfangen zu realisieren, dass unsere tierischen Produkte von fühlenden Lebewesen stammen*

Wer sich vegan ernährt, konsumiert keine Produkte, die vom Tier stammen. Neben Fleisch und Fisch beinhaltet das auch Milch und Eier sowie alle anderen Produkte und Zutaten, die aus oder von Tieren gewonnen werden. Dazu werden auch häufig Insekten gezählt, sodass Veganer auch keinen Honig oder (E-)Stoffe (dazu mehr ab Seite 56) essen.

Vegan zu leben, endet dabei nicht beim Essen. Auch in anderen Lebensbereichen, wie Kleidung, Kosmetik und Alltagsgegenständen, werden tierische Produkte durch tierfreundliche Alternativen ersetzt. Wer vegan lebt, greift deshalb beispielsweise auf Kunstleder statt auf Leder zurück, meidet Wolle und entscheidet sich bewusst für Kosmetik, die ohne Tierprodukte und Tierversuche hergestellt wird.

Wie viel Fleisch essen wir eigentlich?
Der deutsche Durchschnittsverbraucher verzehrt laut Schätzungen des Bundesmarktverbands für Vieh und Fleisch rund 60 Kilogramm Fleisch pro Jahr. Der Gesamtverbrauch einschließlich der Herstellung von Tierfutter, industrieller Verwertung und Verlusten lag 2019 bei rund 87,8 Kilogramm pro Kopf.

Wie viele Milcherzeugnisse konsumieren wir?
Der Pro-Kopf-Konsum von Frischmilcherzeugnissen in Deutschland liegt bei rund 86 Kilogramm im Jahr. Ob Milch im morgendlichen Kaffee, zum Müsli oder das Käsebrot am Abend – wir sind seit unserer Kindheit gewohnt, tierische Produkte zu konsumieren, ohne uns Gedanken darüber zu machen, was die Folgen davon sind. Wir sollten deshalb unbedingt anfangen, bewusst(er) zu konsumieren und uns fragen, welche Auswirkungen unsere Gewohnheiten in Bezug auf Ethik, Umwelt und unsere Gesundheit haben.

»Tiere sind meine Freunde und meine Freunde esse ich nicht.«
George Bernard Shaw

VEGAN AUS ETHISCHEN GRÜNDEN

Der häufigste Weg zum Veganismus führt über die ethisch motivierte vegetarische Ernährung. Wenn man dann erfährt (so war es auch bei mir), dass ebenso die Produktion von Milch und Eiern unabhängig von der Haltungsform immer mit dem Töten von Tieren einhergeht, ist die vegane Ernährung für viele die einzige logische Konsequenz. Denn lebenslanges Leid für ein paar Sekunden Genuss ist für viele nicht tragbar. Für unseren Konsum werden allein in Deutschland täglich über zwei Millionen Tiere geschlachtet, darunter auch zahlreiche »ausgediente« Kühe aus der Milchindustrie. Insgesamt starben im Jahr 2019 mehr als 763 Millionen Tiere in deutschen Schlachthöfen. Neben der Frage, ob man aus ethischen Gründen überhaupt die Tötung eines Tieres vertreten kann und möchte, ist schon allein die Haltung der Tiere in der (Massen-)Tierhaltung mit unendlich viel Leid für die Lebewesen verbunden. Die Wirtschaftlichkeit steht stets im Vordergrund und so geht es nur darum, möglichst hohe Gewinne

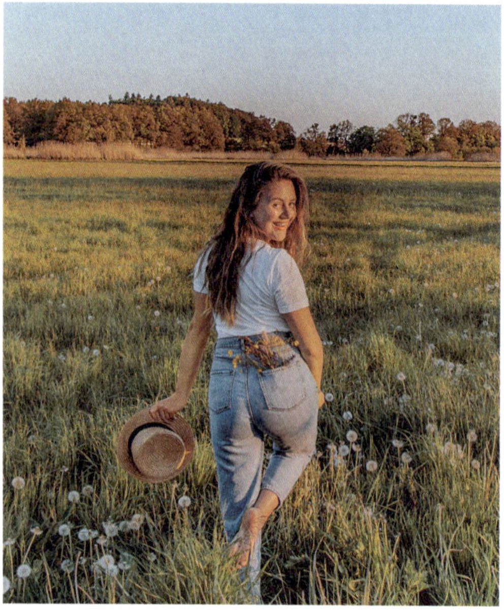

↑ *Das Risiko von Herz-Kreislauf-Erkrankungen ist bei Veganern um 57 Prozent geringer*

(und niedrige Preise für die Konsumenten und Konsumentinnen) zu erzielen. Dem einzelnen Individuum »Tier« wird dabei keine Beachtung geschenkt.

VEGAN FÜR DEINE GESUNDHEIT

Auch auf unsere Gesundheit kann sich eine pflanzliche Ernährung positiv auswirken und wird von zahlreichen Ernährungsfachgesellschaften wie der US-amerikanischen Academy of Nutrition and Dietetics (A.N.D.) als angemessene Dauerkostform anerkannt. Sie schreiben unter anderem, dass eine gut geplante vegane Ernährung den aktuellen Ernährungsempfehlungen entspricht und in jeder Lebensphase, einschließlich Schwangerschaft, Stillzeit, Kindheit und Jugend, geeignet ist. Auch die kanadische und die australische Ernährungsfachgesellschaft haben sich dieser Auffassung angeschlossen.

Des Weiteren wurde in verschiedenen Studien auch ein geringeres Risiko für Herz-Kreislauf-Erkrankungen bei einer veganen Ernährung festgestellt. Laut der Oxford Vegetarian Study mit rund 11 000 Probanden und Probandinnen erhöhten sich mit steigendem Konsum tierischer Lebensmittel die Blutspiegel an Gesamt- und LDL-Cholesterin. Daraus wurde berechnet, dass das Risiko von Herz-Kreislauf-Erkrankungen bei Langzeitvegetarierinnen und -vegetariern um 24 Prozent und bei Langzeitveganerinnen und -veganern sogar um 57 Prozent geringer ist als bei fleischessenden Personen. Zudem erhöhte sich das Risiko, durch Herz-Kreislauf-Erkrankungen zu sterben, mit zunehmendem Konsum von Fleisch, Käse, Eiern und tierischen Fetten. Teilnehmende, die kein Fleisch aßen, hatten eine um 20 Prozent niedrigere Gesamtsterblichkeit als Fleischessende.

VEGAN FÜR DEN UMWELTSCHUTZ

Die vegane Ernährung leistet einen wichtigen Beitrag zur Lösung von Umweltproblemen – seien es die Folgen der Überdüngung oder die Emission von Treibhausgasen.

Laut dem amerikanischen »Worldwatch«-Institut entsteht rund die Hälfte der vom Menschen verursachten Treibhausgase bei der Nutztierhaltung und der Verarbeitung von Tierprodukten. Andere Organisationen, wie die Ernährungs- und Landwirtschaftsorganisation der Vereinten Nationen (FAO), errechnen einen 15-prozentigen Anteil. Der genaue Prozentsatz liegt wohl in der Mitte, unbestritten ist aber: Das Methan, das Rinder bei ihrer Verdauung ausscheiden, macht einen beträchtlichen Anteil an ausgestoßenen Treibhausgasen aus. Außerdem heizt Methan das Klima ungefähr 25-mal stärker auf als Kohlenstoffdioxid (CO_2). Wissenschaftler einer japanischen Studie zur Umweltbilanz haben zudem errechnet, dass die Produktion von einem Kilogramm Rindfleisch 36 Kilogramm Kohlendioxid verursacht und damit das Klima so stark belastet wie 250 Kilometer Autofahrt. Doch nicht nur bei der Haltung von Nutztieren entstehen Treibhausgase. Für den Anbau von Futtermitteln werden riesige Flächen benötigt und durch Abholzung und landwirtschaftliche Nutzbarmachung dieser Flächen kommt es einerseits zum Rückgang der Artenvielfalt und andererseits zur Vernichtung wichtiger CO_2-Speicher. Kritisiert wird dabei vor allem die Abholzung des Regenwaldes, um Sojabohnen für die Futtermittelerzeugung anzubauen.

Auch die Ernährungsgerechtigkeit spielt eine wichtige Rolle. Wusstest du, dass eine Ackerfläche so groß wie die USA, China, die EU und Australien frei werden würde, wenn alle Menschen sich vegan ernährten? Diese Fläche wird nämlich für die Tierzucht verwendet. Die Tierhaltung geht dabei mit einer großen Verschwendung von Kalorien, Proteinen und anderen Nährstoffen einher. All das verschwendet mögliche Lebensmittel für Menschen, die in anderen Teilen der Welt unbedingt nötig sind, um Hungersnöte zu verhindern.

Um das Klima zu schützen, hilft eine vegane Ernährung. Denn eine vegane Ernährung ist wohl der größte Beitrag, den eine einzelne Person zum Umweltschutz leisten kann.

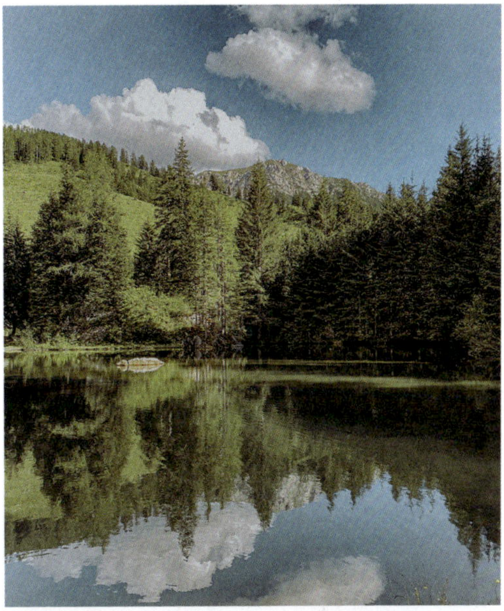

↑ *Umweltschutz fängt auf dem Teller an und jede(r) von uns kann aktiv daran mitwirken*

Dabei berechneten Forscher, dass eine weltweite vegetarische Ernährung die Treibhausgasemissionen um 63 Prozent senken könnte, eine vegane sogar um 70 Prozent. Es geht dabei auch gar nicht darum, von heute auf morgen alle Gewohnheiten zu ändern, aber wir alle haben durch unsere Ernährung etwa dreimal täglich die Möglichkeit, uns aktiv für den Umweltschutz einzusetzen.

DAS UNERMESSLICHE LEID IN DER TIERHALTUNG – DIE VERSCHIEDENEN HALTUNGSFORMEN

Wie zuvor angesprochen, ist der häufigste Beweggrund für eine vegane Ernährung, dass

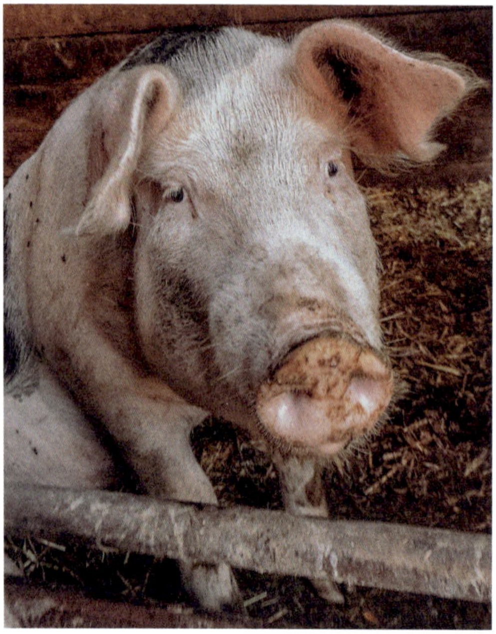

↑ *Ein Mastschwein wird nach nur 6–7 Monaten geschlachtet*

das unendliche Tierleid nicht weiter durch den eigenen Konsum unterstützt werden soll. Deshalb möchte ich dir in diesem Kapitel mehr über die verschiedenen Haltungsformen in der Massentierhaltung erzählen und auch erklären, warum »Bio« keine wirkliche Alternative ist. Bei den Haltungsbedingungen beschränke ich mich auf die Bedingungen für Schweine, Kühe und Geflügel, da sie die in Deutschland am häufigsten konsumierten tierischen Produkte sind. Zudem möchte ich noch auf die Fischzucht und die Gewinnung von Honig eingehen, weil den Fischen meiner Meinung nach oft nicht genug Aufmerksamkeit geschenkt wird und das Thema Honig selbst unter Veganern sehr umstritten ist.

DAS MEISTE FLEISCH STAMMT VON SCHWEINEN

Das meiste Fleisch, das in Deutschland produziert wird, stammt von Schweinen. 2019 waren es 5,2 Millionen Tonnen, für die 55,1 Millionen Tiere ihr Leben lassen mussten. Innerhalb von sechs Monaten werden die Schweine dafür auf ein »Schlachtgewicht« von 110 bis 125 Kilogramm gemästet.

Doch auch das Leben bis zu ihrem viel zu frühen Tod ist für die Schweine in der Massentierhaltung alles andere als lebenswert. Die schnelle Gewichtszunahme wird unter anderem durch massive Einschränkung der Bewegungsmöglichkeit zum Nachteil der Tiere erreicht. Ein Schwein muss sein gesamtes Leben in der Massentierhaltung auf einer Fläche von 0,75 bis maximal 1 Quadratmetern verbringen, wodurch es sich kaum umdrehen oder hinlegen kann. Die Tiere werden dabei zur einfachen Säuberung auf Betonböden mit Spalten für den Durchlass für Kot und Urin gehalten (Vollspaltenböden). Auf die Bedürfnisse der Tiere wird dabei keine Rücksicht genommen.

Die Biohaltung ist keine Alternative. Schweinen in der Biohaltung stehen 1,3 Quadratmeter Innenfläche und 1 Quadratmeter Außenfläche zur Verfügung (meist mit wenig Stroh auf hartem Betonuntergrund). Auch diese Haltung ist – verglichen mit ihrer natürlichen Umgebung – keineswegs artgerecht. Natürlicherweise leben Schweine in Wäldern, wo sie Nahrung und Schutz zwischen Bäumen und Büschen finden. Weibliche Schweine und ihr Nachwuchs bilden dabei Verbände mit Rangordnung für ein friedliches Zusammenleben. Zudem sind Schweine sehr soziale Tiere, entwickeln lebenslange Freundschaften und kommunizieren auf vielfältige Weise miteinander. Durch den Reizentzug und die unnatür-

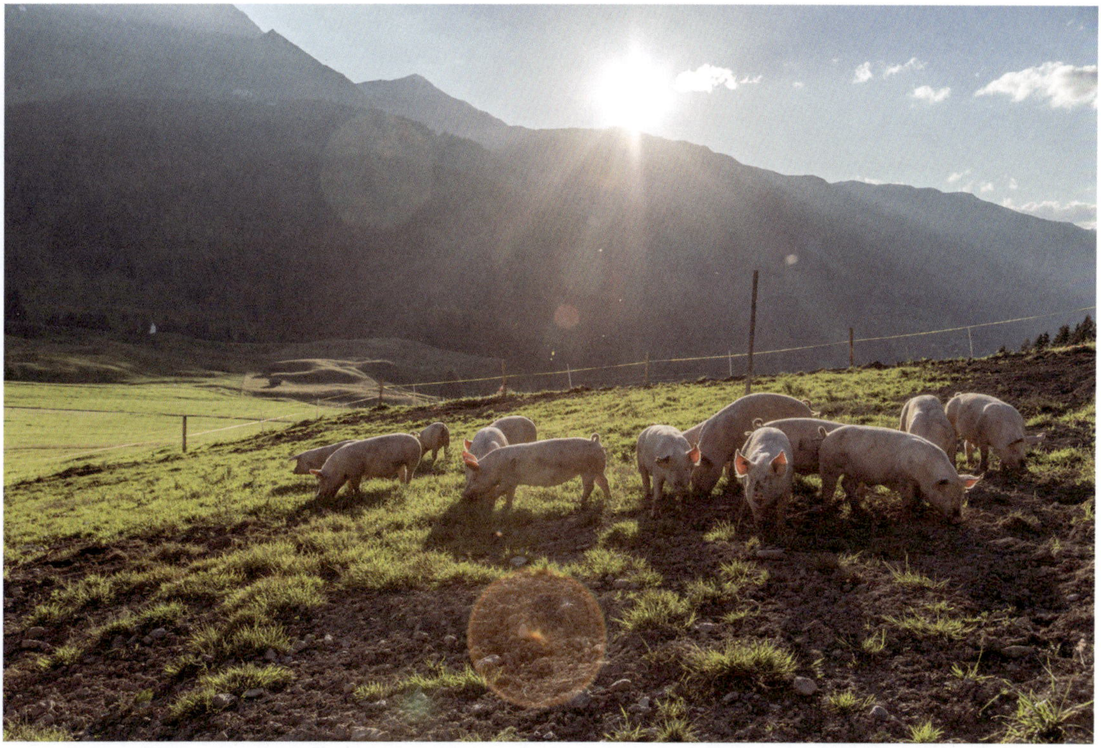

↑ *Für Schweine in der Tierhaltung leider keine Realität: sie verbringen ihr Leben eingepfercht auf tristen Spaltböden*

lichen Lebensbedingungen in der Massentierhaltung leiden Schweine oft unter immensem Stress, sodass sie zu gegenseitigem Kannibalismus getrieben werden.

Auch die Haltung von Zuchtsauen ist für die Tiere grausam. Während der Besamungsphase werden die Sauen für mindestens einen Monat einzeln in sogenannten Kastenständen gehalten, in denen sie sich kaum bewegen können. Eine Woche vor der Geburt der Ferkel (Abferkelung) werden die Mütter in die sogenannte Abferkelbucht verlegt. Auch in diesem Metallkäfig herrscht keinerlei Bewegungsfreiheit. Die Ferkel werden so gehalten, dass sie gerade die Zitzen der Muttersau erreichen, um gesäugt zu werden. In der Abferkelbucht verbringen sie rund vier Wochen. Nach Wegnahme der Ferkel muss die Mutter sofort in den Kastenstand zurück, wo sie bereits nach etwa fünf Tagen wieder besamt wird.

Die Ferkel werden in den ersten Tagen nach ihrer Geburt schmerzhaften Eingriffen – oftmals ohne Betäubung und Schmerzmittelgabe – ausgesetzt. Zu den Prozeduren zählen die Kastration, das Kürzen der Schwänze und das Abschleifen der Eckzähne. All diese Eingriffe sind nur aufgrund der unnatürlichen und stark einschränkenden Haltungsbedingungen »notwendig«.

Das Ende ihres quälenden Daseins finden Mastschweine schon im Alter von knapp sechs Monaten, sobald sie ihr Mastgewicht erreicht haben. Nachdem sie auf Lastwagen verladen und über weite Strecken zum Schlachthof transportiert wurden, werden die Schweine vor der Schlachtung mit Gas oder Elektroschocks betäubt. Allein in Deutschland kommt es beim Elektroschock bei über 12 Prozent der Schweine zu Fehlbetäubungen, wodurch die Tiere das Durchschneiden ihrer Schlagadern und die Entblutung bei vollem Bewusstsein erleben müssen. Auch das anschließende Eintauchen in das etwa 60 °C heiße Wasser der Brühanlagen erleben jährlich fast 600 000 Schweine in Deutschland bewusst mit.

DIE HALTUNG VON KÜHEN – MASSE STATT KLASSE

Aktuell werden in Deutschland knapp 11,3 Millionen Rinder gehalten, davon sind knapp 4 Millionen Milchkühe. Die Bilder von glücklichen Kühen auf der Weide (wie dies auf Milchproduktverpackungen oft dargestellt wird) ist meist ein Trugschluss. Etwa 72 Prozent der Milchkühe leben in Laufstallhaltung, knapp 27 Prozent in Anbindehaltung. Acht von zehn Milchkühen leben dabei in Ställen mit sogenannter Güllehaltung. Das bedeutet, sie stehen auf Spaltenböden. Diese Art der Haltung ist für den Bauern besonders pflegeleicht, für Rinder sind die Betonböden mit Abflussspalten aber alles andere als artgerecht, sodass ein Großteil der Tiere unter entzündeten Klauen und Gelenken leiden muss.

Männliche Rinder sind wirtschaftlich unrentabel und deshalb ein Abfallprodukt – wenige ausgewählte Tiere werden als Zuchtbullen gehalten, der Rest wird im Alter von knapp 22 Wochen (2 Prozent ihrer natürlichen Lebenserwartung) zu Kalbfleisch »verarbeitet«. Weil Konsumenten besonders gern helles Kalbfleisch essen, werden die Tiere häufig bewusst mit einem angerührten Milchersatz mangelernährt, damit sich eine Blutarmut bildet und ihr Fleisch hell bleibt.

Weibliche Kälber werden zu neuen, leistungsfähigen Milchkühen großgezogen. Weil eine Kuh nur Milch gibt, wenn sie ein Kalb geboren hat, wird sie meist schon vor ihrem

FAKTEN ÜBER SCHWEINE

» Jeder Deutsche isst in seinem Leben durchschnittlich 46 ganze Schweine

» Pro Jahr werden in Deutschland über 55 Millionen Schweine geschlachtet

» Vom Intelligenzquozienten her sind Schweine mit 3-jährigen Kindern vergleichbar

» Die natürliche Lebenserwartung von Schweinen beträgt 15–20 Jahre

» Ein Mastschwein lebt nur etwa 6–7 Monate

» Innerhalb von 6 Monaten werden die Tiere auf ein »Schlachtgewicht« von 110 bis 125 kg gemästet

» Kastration, das Kürzen der Schwänze und das Abschleifen der Eckzähne erfolgt bei Ferkeln oftmals ohne Betäubung

» Mastschweine haben eine Fläche von 0,75 bis maximal 1 m^2 zur Verfügung

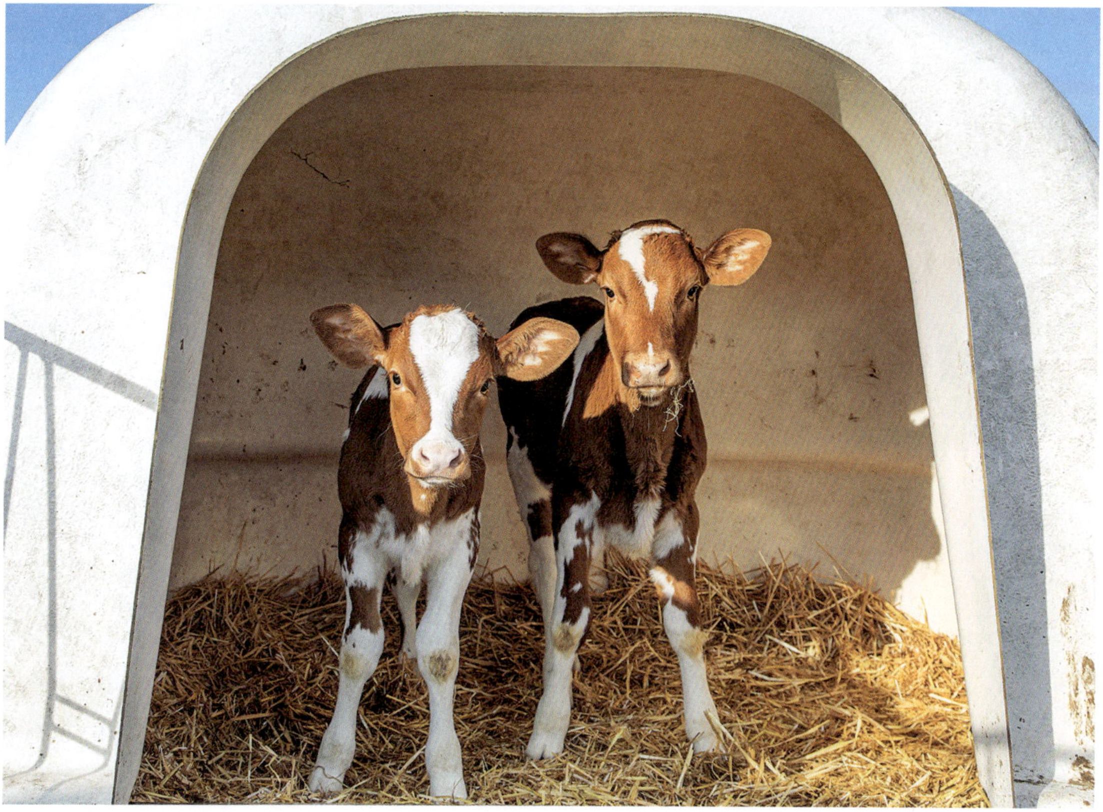

↑ *Junge Kälber in einem Kälberiglu können nur von Weiden träumen*

zweiten Lebensjahr das erste Mal künstlich zwangsbefruchtet. Noch am Tag der Geburt wird das Kalb von der Mutter getrennt, für beide ein traumatisches Erlebnis. Die Kuh wird bis zur Geburt des nächsten Kalbes zwei- bis dreimal täglich gemolken. Eine Laktationsperiode (Zeit, in der die Kuh Milch gibt) dauert etwa 310 Tage. Um wirtschaftlich besonders profitabel zu sein, wird die Kuh bereits 6–8 Wochen nach einer Geburt erneut besamt. Die meisten Tiere schaffen weniger als vier Laktationsperioden. Sobald die Milchkuh nicht mehr profitabel ist, wird sie aussortiert und geschlachtet. In der Milchindustrie werden Kühe durchschnittlich nur 5,5 Jahre alt, die natürliche Lebenserwartung liegt (je nach Rasse) zwischen 18 und 22 Jahren. Auch ein vegetarischer Lebensstil mit Käse- und Milchprodukten (auch von Biokühen) ist unvermeidlich mit der Tötung von ausgedienten Milchkühen und männlichen Kälbern verbunden!

Noch eine Sache: Wann hast du das letzte Mal eine Kuh mit Hörnern gesehen? Hörner sind natürlicherweise ein charakteristisches Merkmal von Rindern, doch in der Tierhaltung steht das Abschleifen von Hörnern oder die Zucht von hornlosen Rindern auf der Tagesordnung. Selbst Biobetriebe enthornen ihre Tiere, die einzige Ausnahme: der Demeter Verband, der ein Enthornen untersagt. Vielleicht fragst du dich, warum das Enthornen ein Problem ist, wenn es unter Betäubung schmerzfrei geschieht? Entgegen der Annahme, dass das Horn ähnlich wie das menschliche Haar schmerzunempfindlich ist, ist es mit Blut- und Nervenbahnen durchzogen. Das Horn ist ein wichtiges Sinnesorgan der Kuh, mit dem es Berührungen, Temperatur und andere Sinneseindrücke wahrnehmen kann. Außerdem dient das Horn zur Regelung von Rangordnungskämpfen, die ein friedliches Zusammenleben in der Gruppe ermöglichen. Ohne Horn sind diese Kämpfe nicht mehr möglich, wodurch bei enthornten Kühen eine erhöhte Aggressivität festgestellt wurde.

DIE MEISTEN GETÖTETEN TIERE SIND HÜHNER

Die meisten getöteten Tiere in Deutschland sind Hühner, täglich werden rund 1,7 Millionen geschlachtet. Hühner sind von Natur aus neugierige, lernfähige, intelligente Tiere. Sie leben bevorzugt in kleinen Gruppen von 5–20 Hennen und einem Hahn und verbringen den Großteil ihrer Zeit mit dem Erkunden der Umgebung und dem Aufspüren von Nahrung.

In der Eierproduktion leben knapp 63 Prozent der Legehennen in Bodenhaltung, pro Quadratmeter werden neun Hennen gehalten. Grundbedürfnisse werden hier nicht erfüllt: Aufgrund von Reizarmut, hohen Besatzdichten und viel zu großen Gruppengrößen (bis zu 6000 pro Gruppe) entwickeln die Legehennen deshalb Verhaltensstörungen wie Federpicken und Kannibalismus, weil sie keine Hierarchie und natürliche Hackordnung bilden können. Auch eine starke Luftverunreinigung geht mit der hohen Besatzdichte einher – die Tiere können nur schwer atmen und die enorme Staubbelastung in den Hallen führt zu zahlreichen kranken Tieren.

Auch die Freilandhaltung ist für die Tiere nicht viel besser: Im Stall sind sie denselben Bedingungen wie in der Bodenhaltung ausgesetzt und der Auslauf im Freien ist meist nicht

FAKTEN ZUR MILCHINDUSTRIE

» Deutschland ist der größte Milchproduzent Europas

» Kühe geben nur Milch, wenn sie ein Kalb geboren haben

» Das Kalb wird der Mutterkuh noch am Tag der Geburt weggenommen, um mehr Milch für den menschlichen Konsum erwirtschaften zu können

» Männliche Kälber sind ein »Abfallprodukt« der Milchindustrie und werden nach nur etwa 22 Wochen geschlachtet

» Das Enthornen von Rindern ist üblich, ihnen fehlt dadurch aber ein wichtiges Sinnesorgan

» Mit knapp 5,5 Jahren werden ausgelaugte Milchkühe geschlachtet, ihre natürliche Lebenserwartung beträgt 18–22 Jahre

» Auch mit einem vegetarischen Lebensstil unterstützt man ausnahmslos die Tötung von Milchkühen und männlichen Kälbern

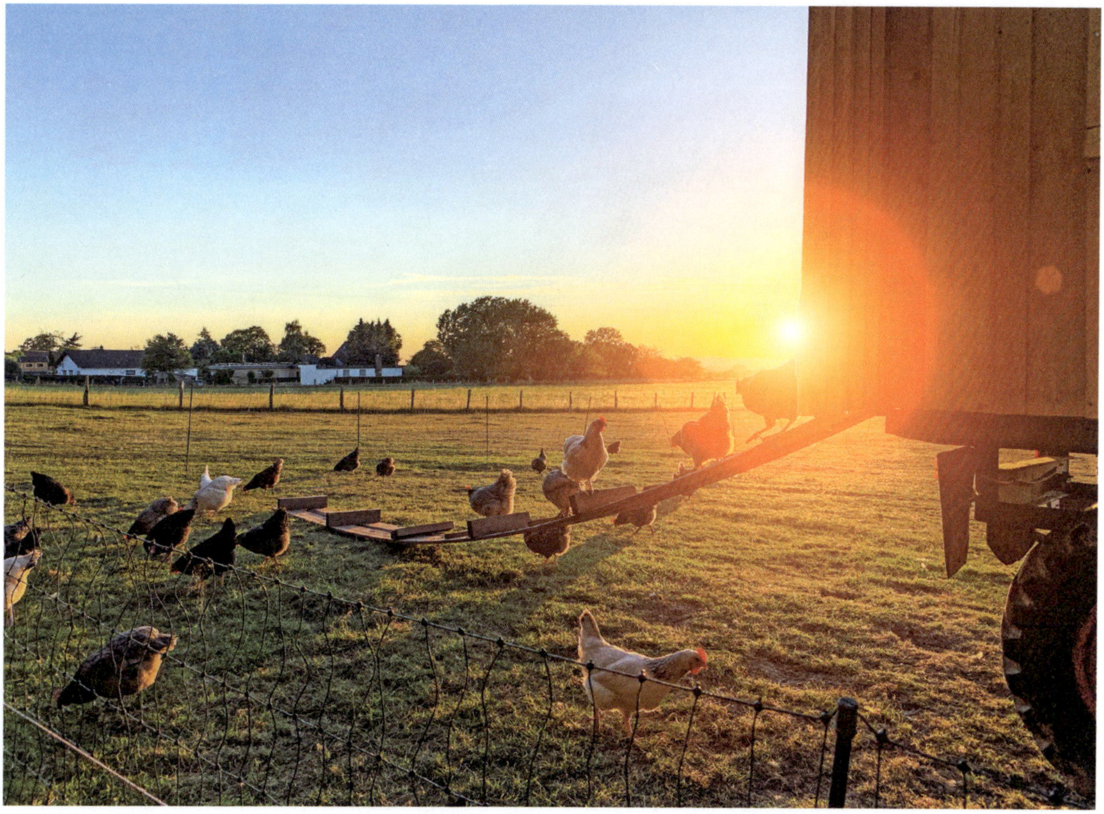

↑ *Artgerechte Tierhaltung ist in der Massentierhaltung nicht möglich*

artgerecht. Wenn zum Beispiel Unterschlüpfe zum möglichen Schutz vor Raubtieren fehlen, wird der Auslauf von den Tieren kaum genutzt, da sie sich nicht auf die Freifläche trauen.

Damit die Legehennen besonders viele Eier legen (300 Eier im Jahr pro Huhn im Vergleich zu natürlicherweise 40 Eiern), wurden spezielle Hybriden gezüchtet. Durch die permanente Legebelastung leiden die Tiere unnötig und werden nach etwa 12–15 Monaten geschlachtet, sobald die Legeleistung abnimmt. Im Vergleich: Die normale Lebenserwartung beträgt zwischen 5 und 8 Jahre.

Die männlichen Küken erfüllen in der Eierproduktion keinen Zweck. Weder können sie Eier legen, noch weisen sie das schnelle Wachstum der Mastrassen auf, sodass sie noch am Tag des Schlüpfens ohne Betäubung geschreddert oder vergast werden. Wie beim Verzehr von Milchprodukten werden auch beim vegetarischen Konsum von Eiern Tiere massenhaft geschlachtet. Allein 2019 wurden 32,1 Millionen aussortierte »Legehennen« (die die Statistik als »Suppenhühner« führt) und knapp 45,3 Millionen männliche Küken in deutschen Schlachthöfen getötet. Es gibt nun zwar Gesetzesvorstöße dagegen, doch sind diese nicht unbedingt zufriedenstellend.

DIE FISCHZUCHT – DAS STILLE LEID

Fische befinden sich häufig außerhalb unserer Wahrnehmung, obwohl sie das weltweit am meisten getötete »Nutztier« sind. Grund für die fehlende Anteilnahme ist unter anderem,

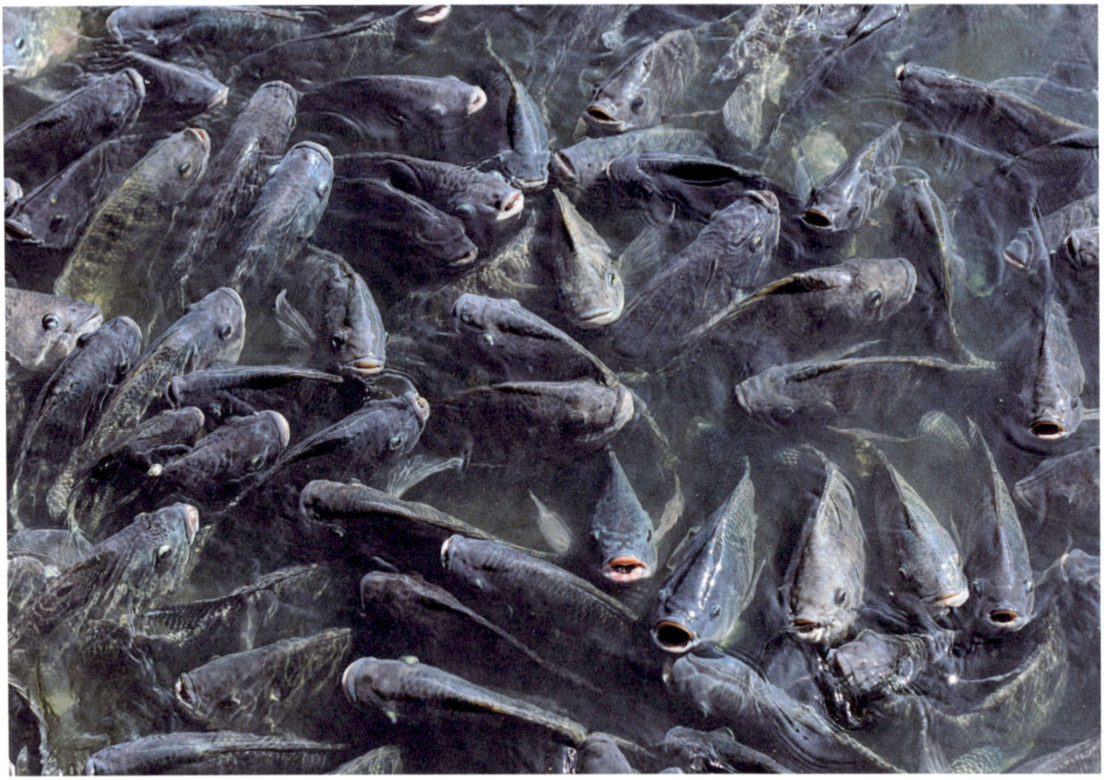

↑ *Fische leben in der Zucht völlig artfremd*

dass der Fisch noch nicht ausreichend erforscht ist und es keine einheitlichen Studienergebnisse zum Schmerzempfinden der Tiere gibt. Obwohl Fische lernfähig sind, sich wahrscheinlich schmerzhafte Erlebnisse merken können und auf Erfolg ausgerichtete, unterschiedliche Strategien zur Futtererlangung entwickeln, sind sie von der Tierschutz-Schlachtverordnung ausgenommen. Das bedeutet, dass Fische ohne Betäubung getötet werden dürfen und entweder an der Luft ersticken oder teilweise noch lebendig verarbeitet werden. Dies ist sowohl bei Wildfang als auch in Aquakulturen lebenden Fischen die gängige Praxis. Aquakultur bedeutet dabei nichts anderes als Massentierhaltung unter Wasser: In riesigen Becken werden Unmengen an Fischen gezüchtet, bis sie ihr Schlachtgewicht erreicht haben. Diese Haltung ist fern von natürlichen Lebensbedingungen und die Fische leiden an der häufig schlechten Wasserqualität in den riesigen Zuchtbecken: Der Gasaustausch bei der Atmung wird behindert und Trübstoffe reizen die Kiemen, wodurch die Tiere anfälliger für Krankheitserreger werden. Durch gelöste Schadstoffe im Wasser wird zudem die Haut der Fische in Mitleidenschaft gezogen, sodass ihre Abwehrkraft gegenüber Parasiten sinkt. Der durch die Haltungsbedingungen ausgelöste Stress lässt sich sogar durch gelöste Stresshormone über das Wasser von einem Fisch auf den anderen übertragen.

Auch Wildfang ist neben den oft stundenlangen Todeskämpfen der Fische in den Fangnetzen aufgrund der hohen Menge an Beifang und der Überfischung der Weltmeere abzulehnen.

UND WAS IST MIT HONIG?

»Kann ich jetzt noch Honig essen?«, fragst du dich vielleicht. Meine Antwort dazu lautet: Jein, denn Honig ist per definitionem nicht vegan, da dieser von Bienen gewonnen wird und ihnen als Nahrungsmittel dient. Und doch ist Honig das Lebensmittel schlechthin, über das in zahlreichen Foren oder Facebook-Gruppen kontrovers diskutiert wird.

Ich persönlich war nie ein großer Fan von Honig und habe ihn auch kaum gegessen, als ich noch nicht vegan war. Für mich ist bei der Honig-Debatte aber wichtig, nicht nur in Schwarz-Weiß zu denken, sondern auch hier zu hinterfragen. Ich bin aus ethischen Gründen vegan geworden und frage mich deshalb, welche Auswirkungen ein potenzieller Honigkonsum auf die Lebensqualität der Bienen hat. Dabei sollte zwischen deutschem Biohonig von Honigbienen und konventionell hergestelltem Honig in anderen Ländern unterschieden werden.

Im Ausland (und von dort stammen 80 Prozent des hier erhältlichen Honigs) ist der Umgang mit Bienen häufig katastrophal und sollte deshalb nicht unterstützt werden. Die Bienen dort werden in Massenzüchtung gehalten, genetisch manipuliert und stressvollen Transporten ausgesetzt. Weil auch bei der Honigproduktion der Profit an erster Stelle steht, wird wenig auf die einzelnen Bienen geachtet, sodass die Tiere häufig zerquetscht, deren Flügel beschädigt oder Beine abgetrennt werden. Wie in anderen Intensivhaltungen, ist auch die Lebenserwartung von Bienenköniginnen drastisch reduziert. Eierlegende Bienenköniginnen können in ihrem natürlichen Lebensraum bis zu sechs Jahre alt werden, werden aber (vor allem im Ausland) bereits nach einem Jahr durch produktivere Königinnen ersetzt und getötet.

Auch an die Funktion des Honigs für die Bienen sollte gedacht werden: Honig dient Bienen als Nahrungsmittel und enthält zahlreiche Nährstoffe, die vor allem in den kalten Monaten deren Überleben sichern. Der Honig dient den Bienen dabei auch als Schutz vor einem möglichen Befall durch verschiedene Milbenarten und anderen Krankheiten. Billiges Zuckerwasser, das oft als Ersatznahrung zur Verfügung gestellt wird, kann die Tiere für Krankheiten sogar noch anfälliger machen.

Eine letzte Sache noch: Hast du schon mal davon gehört, dass Imker die Bienen »einräuchern«, um sie zu beruhigen und ihre Stechlust zu minimieren? Das stimmt nur zum Teil: Das Einräuchern suggeriert nämlich vielmehr einen Waldbrand, sodass die Bienen aufgrund der vermeintlichen Gefahr damit beschäftigt sind, so viel Honig wie möglich aufzunehmen, um mit Proviant ein neues Zuhause zu suchen. Die Bienen sind dadurch so beschäftigt, dass sie seltener stechen, während ihnen der Mensch den Honig entnimmt.

Wenn man ab und an zu Honig greifen möchte, dann am besten nur von heimischen Imkern mit wenigen Bienenstöcken oder in Demeter-Qualität. Denn importierter Honig ist in den meisten Fällen mit viel Leid für die kleinen Tiere verbunden. Ich persönlich kann sehr gut auf Honig verzichten und zahlreiche Alternativen wie Ahornsirup, Agavendicksaft, Zuckerrübensirup oder auch veganer »Wonig« sorgen dafür, dass du Honig überhaupt nicht vermissen musst.

Falls du dich noch mehr mit dem Thema Honig beschäftigen magst, kann ich dir die Dokumentation »More than Honey« sehr empfehlen.

Häufige Vorurteile

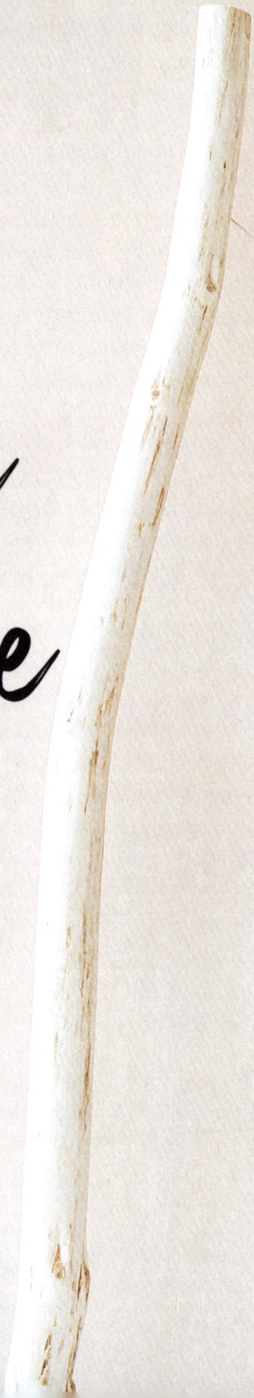

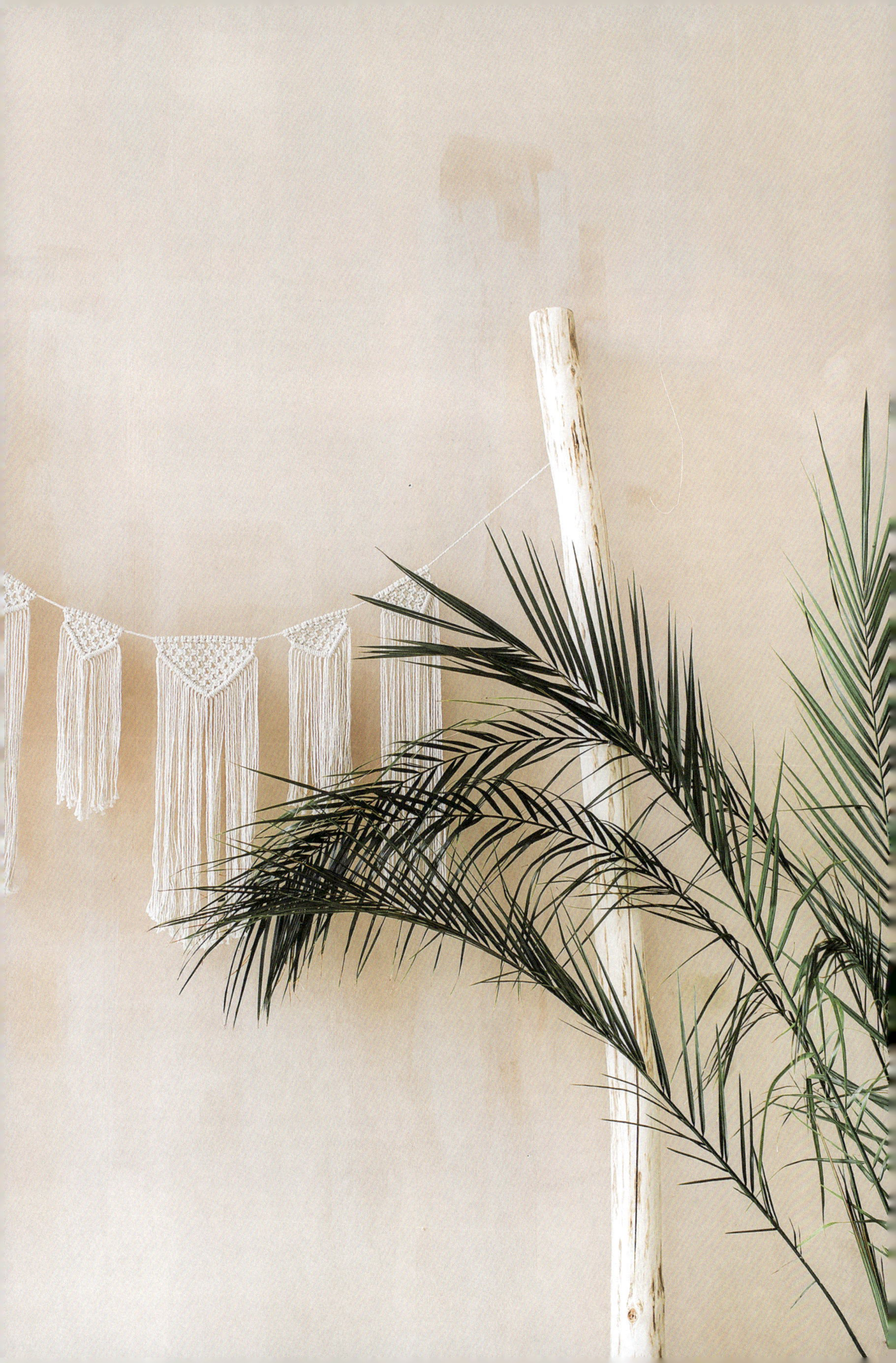

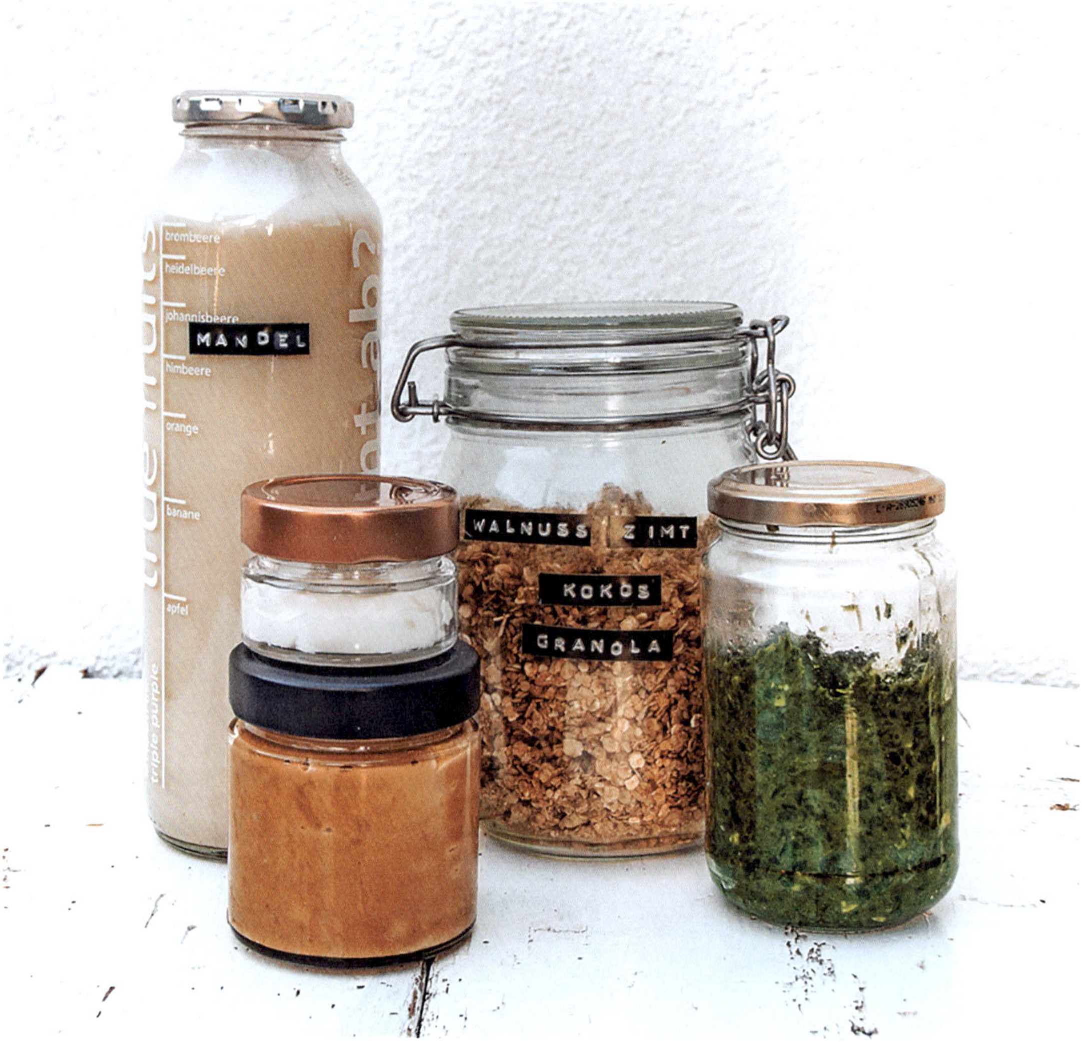

10 VORURTEILE ÜBER VEGANISMUS – UND WARUM SIE SO NICHT STIMMEN

Viele Vorurteile, die man über vegane Ernährung hört, klingen sehr glaubhaft. Die meisten Aussagen sind aber sehr vereinfacht und stimmen bei genauem Hinsehen gar nicht. In diesem Kapitel möchte ich deshalb die zehn häufigsten Vorurteile über Veganismus betrachten und zeigen, warum sie so nicht stimmen.

← *Ein ausgewogenes Verhältnis zwischen Fertigprodukten und Selbstgemachtem ist die optimale Lösung*

Wenn man sich mit Veganismus beschäftigt oder vegan lebt, kommt man kaum an kontroversen Diskussionen rund um das Thema vorbei (auch wenn man selbst gar nicht über das Thema reden wollte). Auf einmal entpuppt sich der eine Onkel als wahrer Ernährungsberater, der sich um deine Nährstoffe sorgt, oder die Cousine wirft dir die Abholzung des Regenwaldes aufgrund deiner Sojamilch im Cappuccino vor. Man kann diese Gespräche zwar leider nicht immer vermeiden, dafür kann man sich aber informieren, um in der Diskussion aufklären zu können.

1. DER MENSCH BRAUCHT FLEISCH FÜR SEINEN PROTEINBEDARF

»Der Mensch hat schon immer Fleisch gegessen und außerdem braucht der Körper doch tierisches Protein für den Muskelaufbau.« Der Beginn des Fleischessens geht mit der Entwicklung von Werkzeugen vor etwa 2,5 Millionen Jahren einher. Von Natur aus ist der Mensch aber wohl trotzdem weder reiner Fleischfresser noch reiner Pflanzenfresser. Er ist der Anatomie nach mit Blick auf seine Zähne viel mehr ein Allesfresser. »Allesfresser« impliziert dabei auch die Möglichkeit, Essgewohnheiten ändern zu können. Im Gegensatz zu früher stehen uns heute genügend pflanzliche Nahrungsmittel zur Verfügung, weshalb wir weder Fleisch noch andere tierische Produkte für einen ausgeglichenen und gesunden Lebensstil benötigen.

CHECKLISTE

Proteingehalt eiweißreicher Lebensmittel pro 100 g

» Bohnenkerne, getrocknet	21 g
» Kichererbsen, getrocknet	19 g
» Lupinensamen, getrocknet	36 g
» rote Linsen, getrocknet	23,9 g
» Sojabohnen, getrocknet	36 g
» Tempeh	19 g
» Tofu	8 g
» Cashewnusskerne	18 g
» Erdnusskerne	26 g
» Mandelkerne	24 g

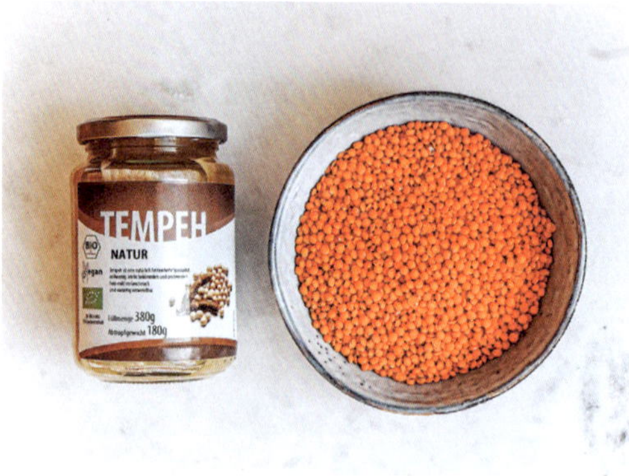

↑ *Besonders proteinreich sind z. B. Tempeh oder rote Linsen*

Und was ist mit den Proteinen?
Richtig ist, dass der Körper ausreichend Proteine benötigt – diesen Bedarf (0,8 Gramm Eiweiß pro Kilogramm Körpergewicht) kann man aber mit Hülsenfrüchten decken.
Ob Linsen, Bohnen, Erbsen, Tofu, Tempeh oder auch Nüsse, Kerne, Samen – all diese Lebensmittel liefern genug pflanzliche Proteine, um deinen Proteinhaushalt zu füllen.

2. DIE VEGANE ERNÄHRUNG LIEFERT ZU WENIG NÄHRSTOFFE

Sich pflanzlich zu ernähren geht häufig mit dem Vorurteil des Nährstoffmangels und dadurch entstehenden Mangelerscheinungen einher. Doch auch eine rein pflanzliche Ernährung enthält alles, was der Körper braucht: Unseren Eisenbedarf können wir beispielsweise mit Brokkoli, dunklem Blattgemüse oder Nüssen decken und Mandeln, Sesam oder Grünkohl versorgen uns mit Kalzium. Der Schlüssel ist eine ausgewogene Ernährung. Wer sich als Veganer*in bewusst ernährt, kocht automatisch mehr selbst und isst gesünder. Wenn du dabei noch auf die Farben des Regenbogens achtest, kannst du dich ohne Problem ausgewogen und gesund vegan ernähren.

Farben des Regenbogens – Welche Pflanzenstoffe stecken in welcher Farbe?

Rot (Lycopin): unterstützt den Körper bei der Vorbeugung gegen verstopfte Arterien. Es steckt zum Beispiel in roten Äpfeln, Paprikaschoten oder Erdbeeren.

Grün (Chlorophyll): fördert den Zellaufbau. Es ist zum Beispiel enthalten in grünen Bohnen, Grünkohl, Avocado, Kiwis oder Birnen.

Orange/gelb (Carotinoide): wirkt positiv auf das Immunsystem und den Stoffwechsel. Findet sich beispielsweise in Karotten, Kürbis, Bananen, Zitronen oder Orangen.

Violett (Anthocyane): mildert den Verlauf von Hautalterung und hemmt Entzündungen. Verbirgt sich zum Beispiel in Auberginen, Heidelbeeren und Feigen.

Weiß (Allicin): besitzt antibakterielle, entzündungshemmende und durchblutungsfördernde Eigenschaften. Zu finden unter anderem in Spargel, Fenchel, Zwiebeln und Knoblauch.

Die einzige Ausnahme dabei ist Vitamin B12, denn Vitamin B12 kann vom Körper nicht selbst produziert werden und steckt allein in tierischen Produkten (es wird von Bakterien im Magen-Darm-Trakt von Tieren produziert). Es gibt deshalb sowohl reine B12-Supplemente in Tabletten- oder Tropfenform als auch Multi-

VEREINFACHTE VEGANE ERNÄHRUNGSPYRAMIDE

LEBENSMITTEL(GRUPPPEN) UND VERZEHRSEMPFEHLUNGEN

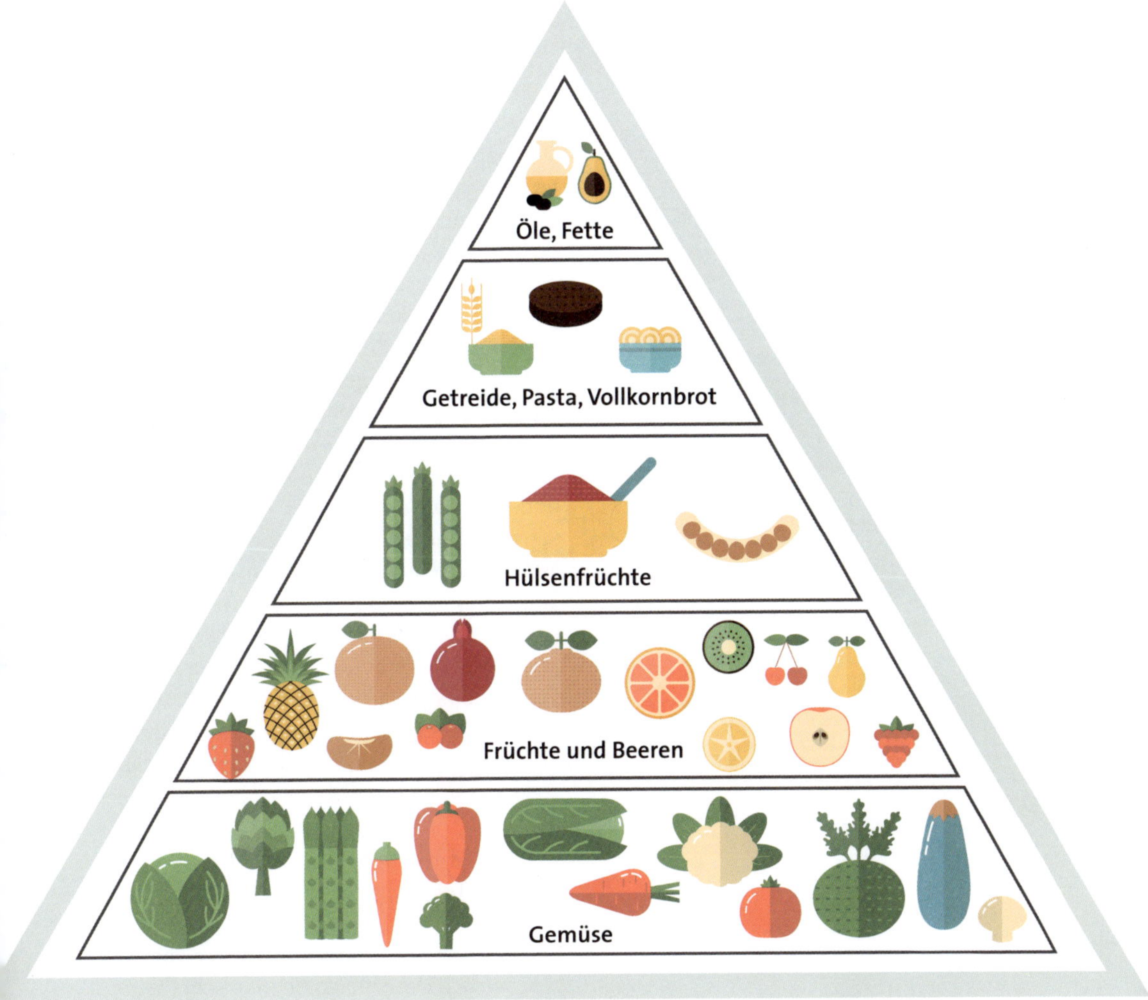

vitamin-Präparate, die du für deinen B12-Bedarf einnehmen kannst. Eine regelmäßige Kontrolle der Vitamin-B12-Werte beim Arzt ist empfehlenswert.

3. DER SOJAANBAU ZERSTÖRT DEN REGENWALD

Der weltweite Sojakonsum und die damit verbundene Abholzung des Regenwalds nehmen jährlich zu. Doch Grund dafür ist nicht ein erhöhter Tofu- und Sojamilchkonsum! Es sind nämlich keineswegs die Veganer, die den Regenwald zerstören. Vielmehr fällt der Regenwald dem Futter für die Nutztierhaltung zum Opfer, um auf den gerodeten Flächen anschließend größtenteils gentechnisch verändertes Saatgut zu pflanzen.

Das zum menschlichen Verzehr für Tofu und Sojamilch verwendete Soja hingegen stammt vorwiegend aus Regionen innerhalb Europas und aus biologischem Anbau. Hauptanbaugebiete sind dabei u. a. Österreich und Frankreich, sodass dafür keinerlei Regenwald abgeholzt werden muss. Um der Umweltzerstörung im Amazonas entgegenzuwirken, ist es deshalb von immenser Bedeutung, weniger beziehungsweise kein Fleisch zu konsumieren.

4. VEGANER ESSEN NUR ERSATZ- UND FERTIGPRODUKTE

Vegan leben bedeutet nicht per se gesund leben. Auch als Veganer kann man sich theoretisch ausschließlich von Ersatz- und Fertigprodukten ernähren – wie jeder omnivor lebende Mensch auch. Generell finde ich Ersatzprodukte, die tierischen Lebensmitteln in Form und Geschmack ähneln, eine tolle Sache. Ersatz-

---

FAKTEN ÜBER SOJA

» Für den menschlichen Konsum werden nur 2 Prozent des weltweit angebauten Sojas verwendet.

» Pro Sekunde wird eine fußballfeldgroße Fläche Amazonas-Regenwald gerodet.

» Rund 75 Prozent des weltweit angebauten Sojas wird für die Tierfütterung genutzt.

produkte liefern nämlich den gewohnten Geschmack, ohne Nachteile für Gesundheit, Tiere und Umwelt. Natürlich ist frisch kochen gesünder. Optimalerweise sollten Ersatzprodukte nur gelegentlich als Ergänzung konsumiert werden. Dass Veganer sich aber fast ausschließlich ungesund und nur von Ersatz- bzw. Fertigprodukten ernähren, ist ein großer Mythos.

Wenn ich hier von Ersatzprodukten schreibe, meine ich handelsübliche, industriell hergestellte Alternativen für Fleisch und Käse. Tofu, Seitan, Tempeh oder Pflanzendrinks hingegen sind keine typischen »Ersatzprodukte«, sondern Produkte mit ganz eigenem Charakter.

6. VEGANISMUS IST TEUER

Ein Argument, das ich schon ganz oft zu hören bekommen habe: »Veganismus ist schön und gut, aber für mich einfach zu teuer!« Für mich ehrlich gesagt kein überzeugendes Argument. Zum einen muss eine vegane Ernährung keineswegs teuer sein. Wie praktisch jede andere Ernährungsform kann die vegane Ernährung sowohl teuer als auch sehr günstig sein. Wenn du Ersatzprodukte nur ergänzend konsumierst und auf regionale und saisonale Lebensmittel setzt, kann eine vegane Ernährung sogar sehr preiswert sein.

Beim Vergleich muss man zudem berücksichtigen, dass zum einen Milchprodukte staatlich subventioniert werden und deshalb günstiger als vegane Produkte angeboten werden können. Zum anderen werden pflanzliche Milchalternativen mit 19 Prozent Mehrwertsteuer höher besteuert als Kuhmilch mit 7 Prozent, obwohl sie viel ressourcen- und klimaschonender sind.

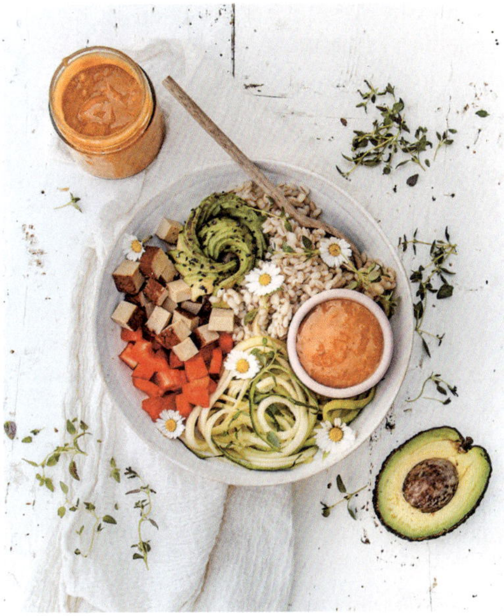

↑ *Für Tofu und Sojamilch wird kein Regenwald gerodet!*

Zuletzt ist die Frage, welche Lebensmittel du kaufst, auch von deiner ganz persönlichen Prioritätensetzung abhängig. Ich persönlich gebe sehr gerne mehr Geld für hochwertige, biologische und unverarbeitete Lebensmittel aus, weil es mir wichtig ist, was ich zu mir nehme. Andere Menschen sparen bei Lebensmitteln, haben dafür aber das neueste Smartphone, leasen sich hochpreisige Autos oder genießen teure Reisen.

7. KÜHE GEBEN OHNEHIN MILCH: ES WÄRE EINE VERSCHWENDUNG, SIE NICHT ZU TRINKEN.

Das war ganz lange etwas, wovon ich auch überzeugt war. Fakt ist aber: Kühe, Menschen und andere Säugetiere produzieren ausschließlich Milch, um ihre Kinder zu ernähren. Eine Kuh muss deshalb mehrmals im Leben befruchtet werden und ein Kalb gebären, um Milch zu geben. Dafür wird ihr kurz nach der Geburt das Kalb entrissen und bei abnehmender Milchleistung mit zunehmendem Alter wird sie aus wirtschaftlichen Gründen geschlachtet. Die natürliche Lebenserwartung bei Kühen liegt übrigens (je nach Rasse) zwischen 18 und 22 Jahren. Milchkühe hingegen werden in der Intensivtierhaltung nur circa 5,5 Jahre alt, bevor sie geschlachtet werden.

8. MILCH IST WICHTIG FÜR DIE STABILITÄT VON KNOCHEN UND ZÄHNEN.

Ein weiterer Mythos, der sich hartnäckig hält: Für stabile Knochen brauchen wir Milch! Fakt ist aber, dass das Risiko, an Osteoporose zu erkranken, nicht allein von der Kalziumzufuhr oder der Menge von verzehrten Milchprodukten abhängig ist. Interessant ist dabei, dass in den Industrieländern viel Kalzium konsumiert wird, das Vorkommen von Osteoporose in diesen Ländern aber trotzdem am höchsten ist, während in Entwicklungsländern, wo verhältnismäßig wenig Kalzium konsumiert wird, deutlich weniger Menschen an Osteoporose erkranken.

Verantwortlich für die Stärke der Knochen sind neben Kalzium auch Vitamin D (ohne Vitamin D kann Kalzium nicht in die Knochensubstanz eingelagert werden), Bewegung, Obst und Gemüse sowie die richtige Menge an Proteinen. Eine ausreichende Menge Kalzium kann man beispielsweise durch angereicherte Pflanzendrinks, Sesammus, Mandelmus, Gemüse wie Grünkohl, Wirsing, Brokkoli oder Feldsalat, Sojafleisch, Hülsenfrüchte oder Feigen zu sich nehmen.

Umweltwirkung von
Kuhmilch vs. Pflanzenmilch

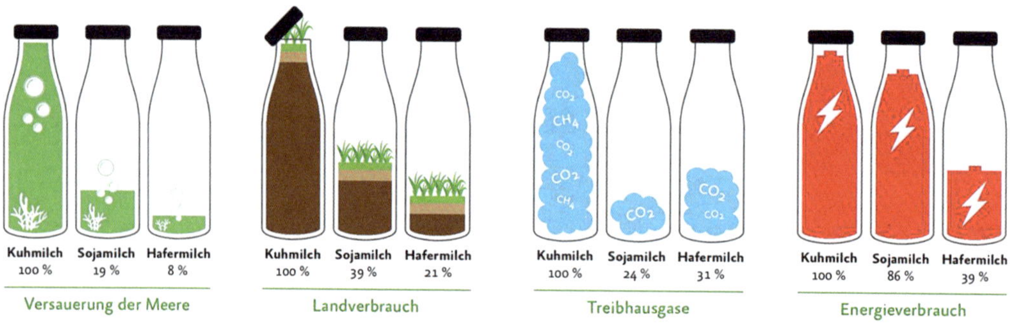

Kuhmilch 100 %
Sojamilch 19 %
Hafermilch 8 %
Versauerung der Meere
Kuhmilch 100 %
Sojamilch 39 %
Hafermilch 21 %
Landverbrauch
CO2
CH4
Kuhmilch 100 %
Sojamilch 24 %
Hafermilch 31 %
Treibhausgase
Kuhmilch 100 %
Sojamilch 86 %
Hafermilch 39 %
Energieverbrauch

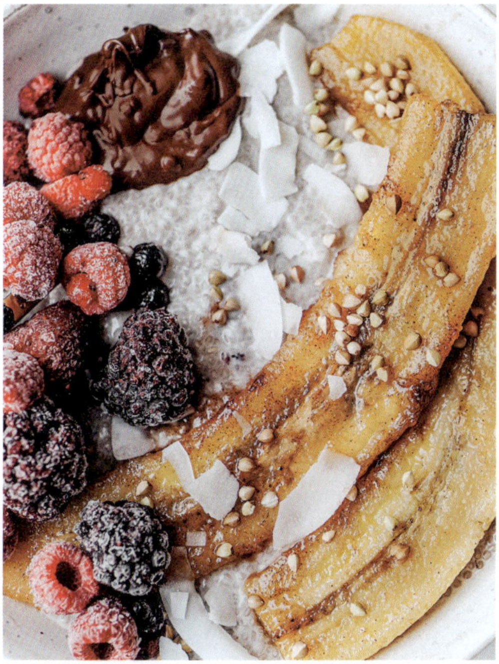

↑ *Von wegen »Veganer können nur Gras essen«*

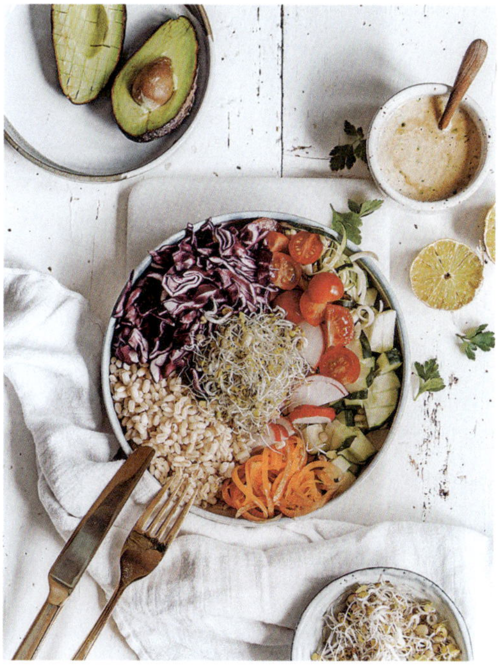

↑ *Bunte Pflanzenvielfalt*

9. VEGANER UND VEGANERINNEN ESSEN MEINEM ESSEN DAS ESSEN WEG

Vielleicht ist es vielmehr so, dass Fleischesser und Fleischesserinnen anderen Menschen das Essen wegessen. Denn für die Produktion von tierischen Produkten werden riesige Mengen an Futtermitteln benötigt, die ansonsten direkt von Menschen verzehrt werden könnten. Für ein Kilogramm Fleisch müssen beispielsweise zwischen vier und neun Kilogramm Getreide an eine Kuh gefüttert werden. Der enorme Ressourcenverbrauch durch diese sogenannten »Veredelungsverluste« gefährdet vielmehr die Ernährungssicherheit aller.

10. VEGANER KÖNNEN DOCH ÜBERHAUPT NICHTS ESSEN!

Die Frage ist bestimmt schon jedem vegan lebenden Menschen gestellt worden: Was kannst du denn dann überhaupt noch essen? Natürlich fallen anfangs liebgewonnene Essgewohnheiten weg, doch dafür finden sich umso schneller zahlreiche leckere Alternativen und man wird offener gegenüber neuen Lebensmitteln. Veganer können also nicht – wie oft angenommen – nur Gras essen! Im Kapitel »Vegan ernähren« ab Seite 44 erhältst du Infos über die vegane Ernährungsweise. Viele leckere Rezepte findest du ab Seite 60.

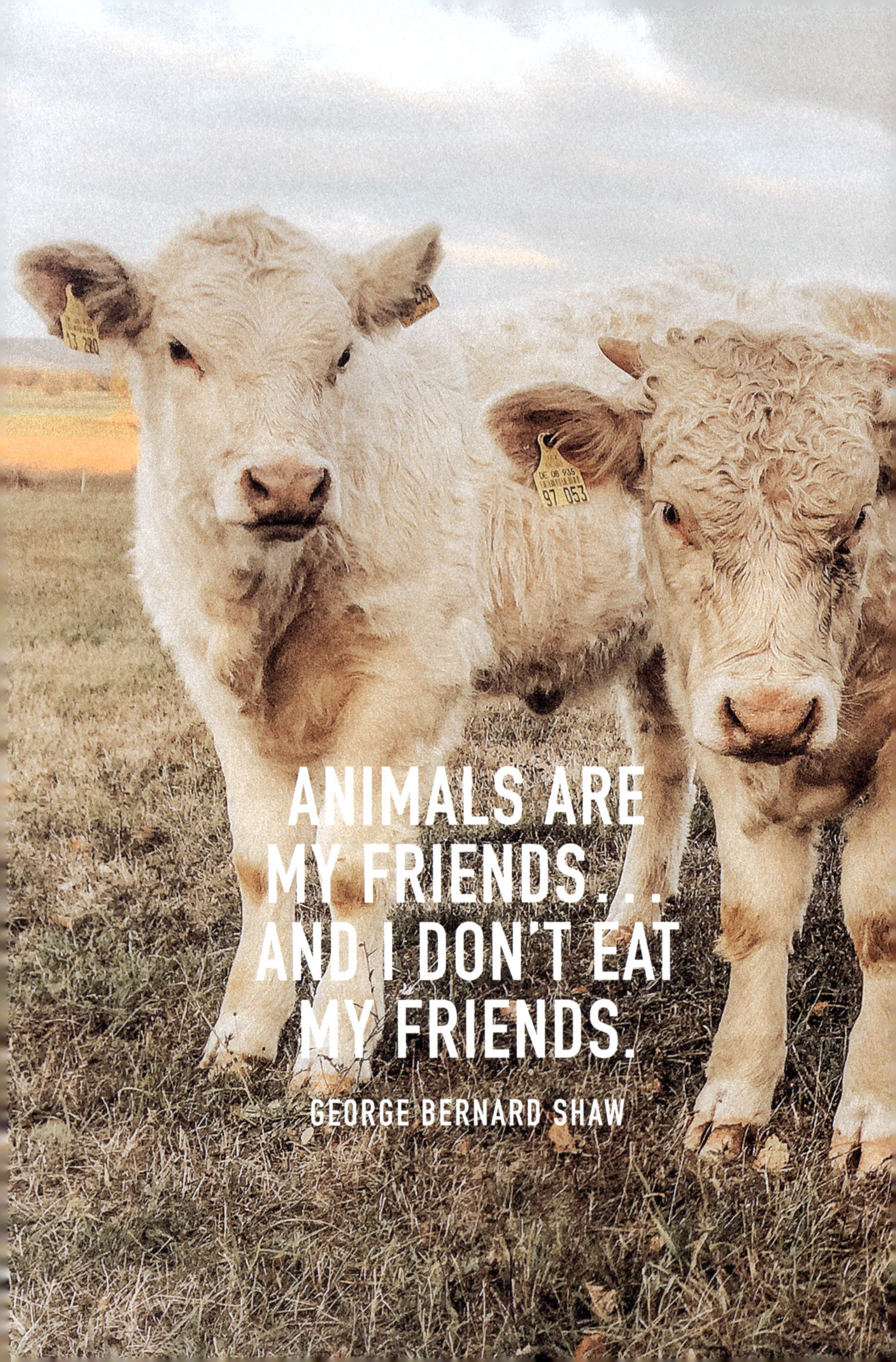
ANIMALS ARE
MY FRIENDS . . .
AND I DON'T EAT
MY FRIENDS.
GEORGE BERNARD SHAW

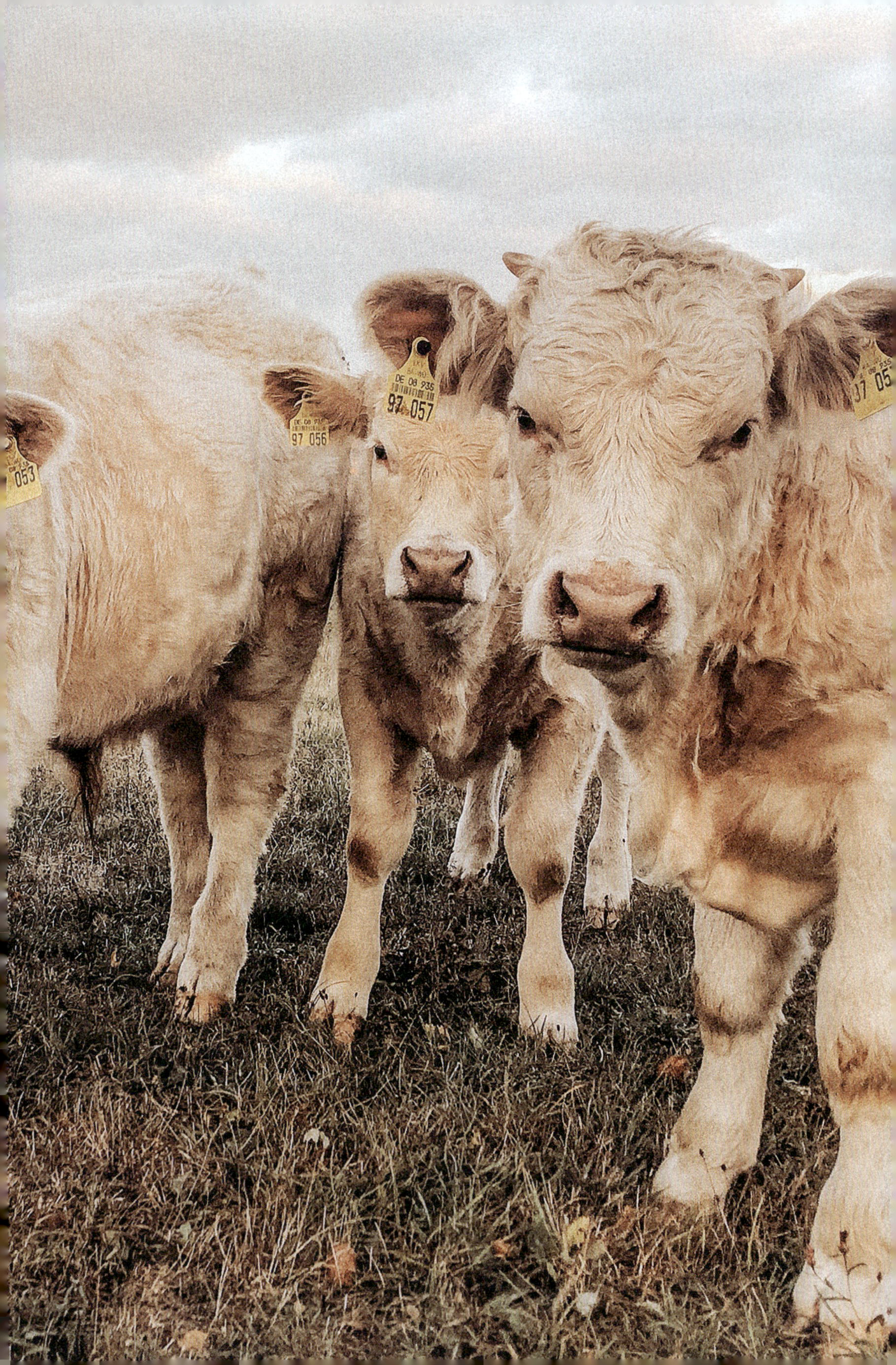

DE 08 935
97 057
97 056
053

10 Tipps für (d)einen veganen Einstieg

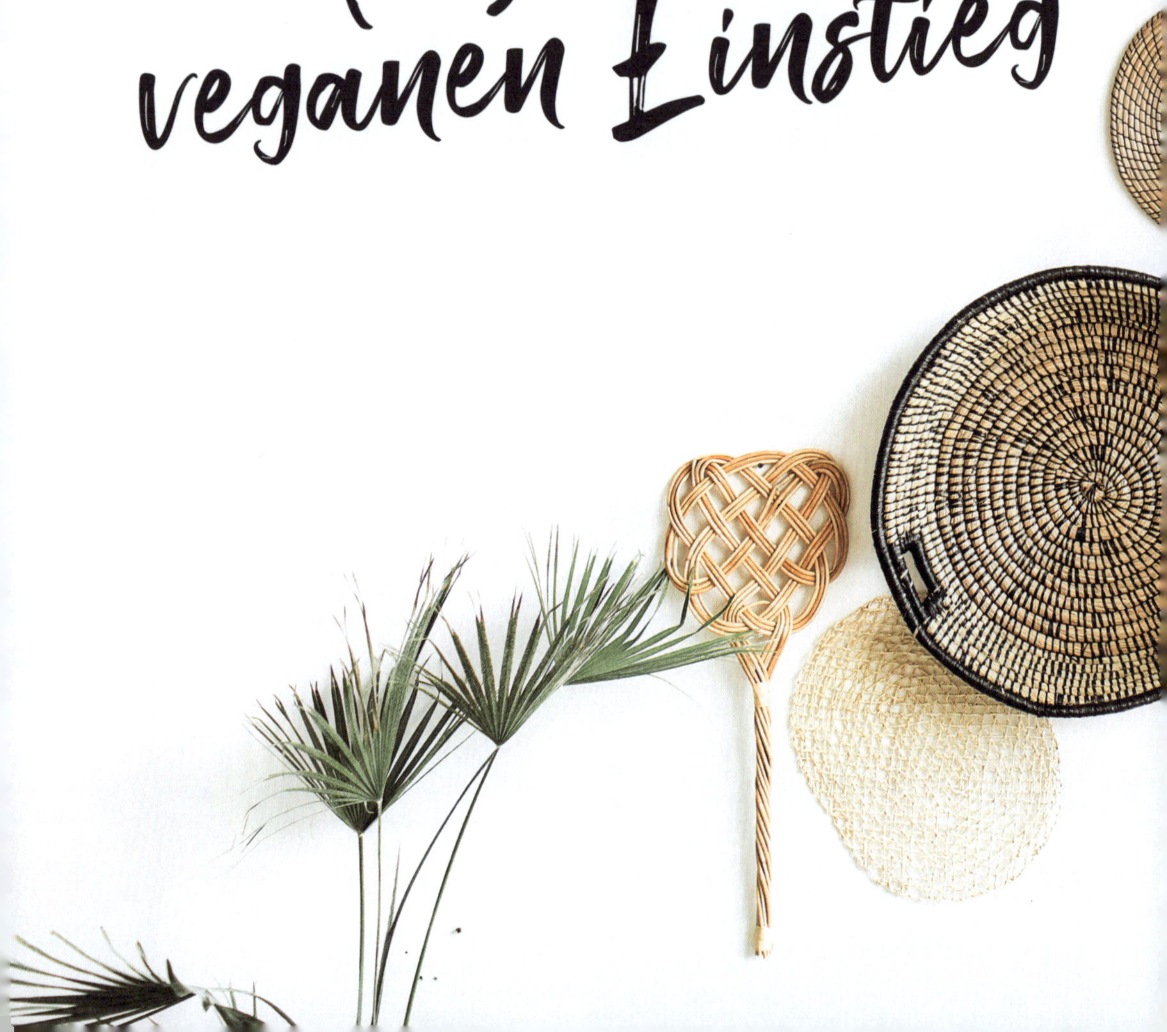

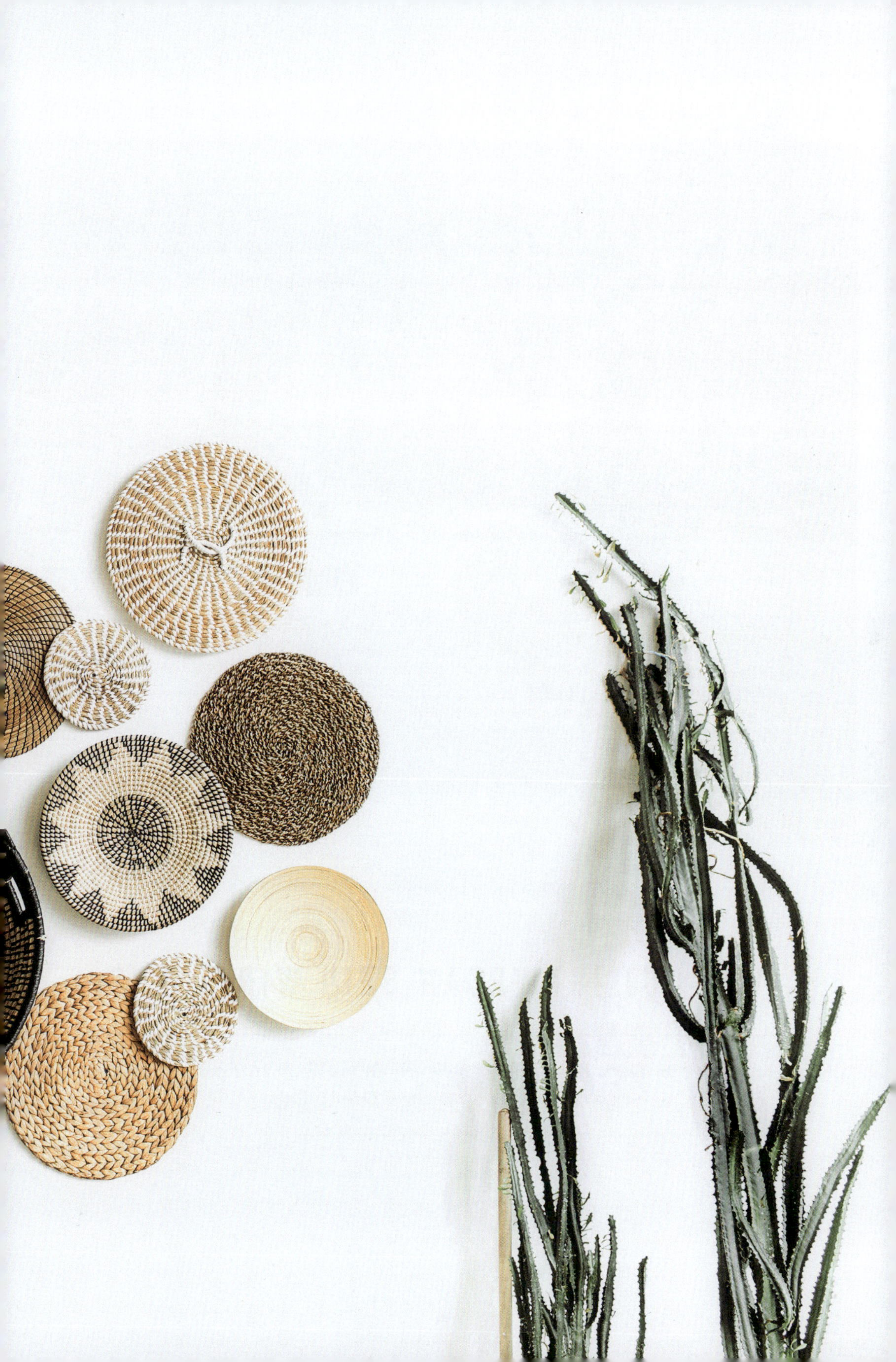

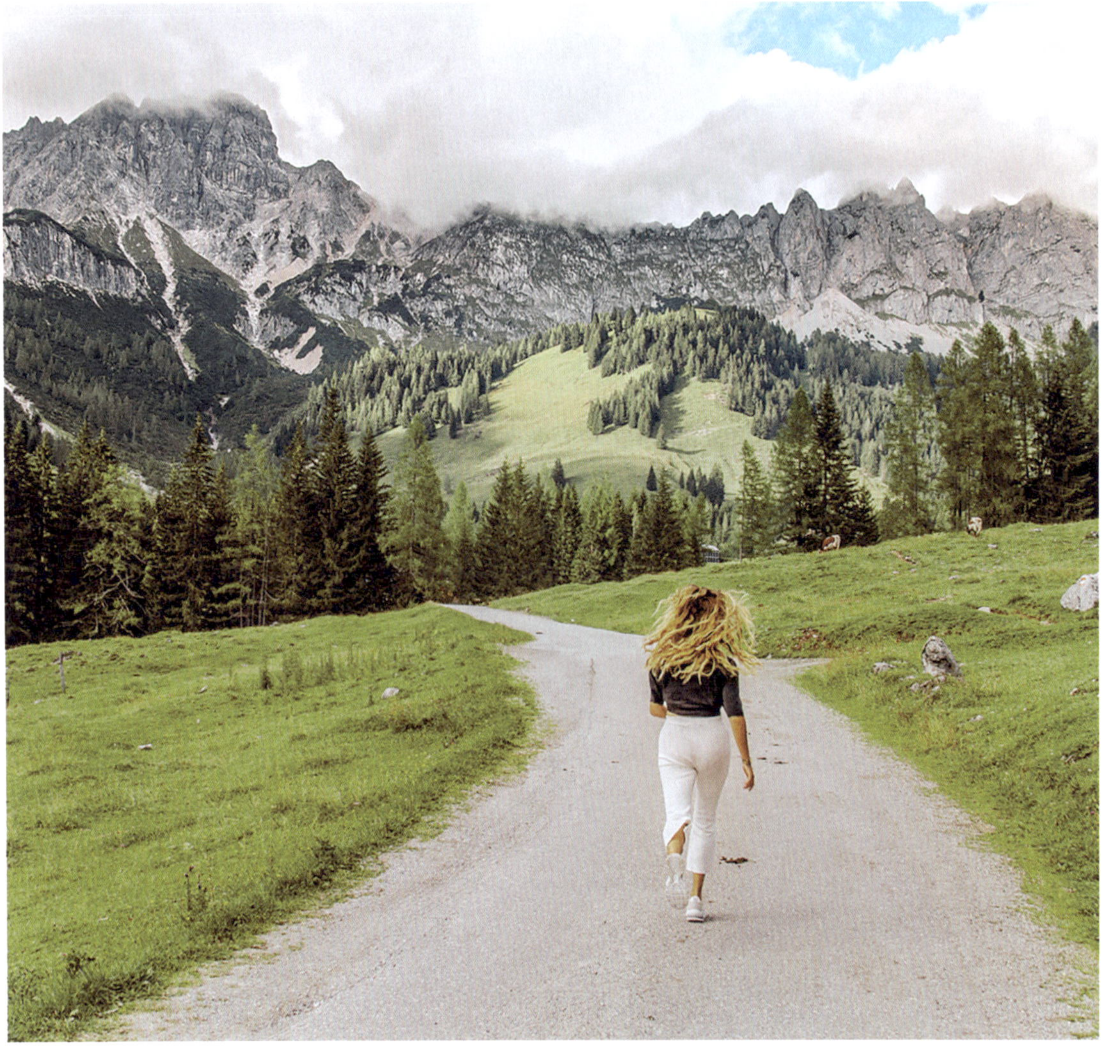

WIE GUT IST VEGAN SEIN WIRKLICH?

In diesem Kapitel zeige ich dir, wie dir mit diesen 10 Tipps dein Einstieg in das vegane Leben gelingt.

»Wer will, findet Wege,
wer nicht will, findet Gründe.«
Willy Meurer

1. FINDE DEINE MOTIVATION, WARUM DU VEGAN LEBEN MÖCHTEST!

Für alles, was man in seinem Leben langfristig verändern möchte, braucht man seine ganz eigene Motivation, um nachhaltig und langfristig etwas zu verändern.

Folgende Fragen können dir dabei helfen, dein ganz persönliches WARUM zu finden:
» Wieso willst du vegan leben?
» Aus ethischen Gründen?
» Wegen der Umwelt?
» Aufgrund gesundheitlicher Aspekte?

Finde deine ganz persönliche Motivation!
Die Motivation, vegan zu leben, ist individuell. Jeder Mensch hat seine eigenen Erfahrungen gemacht, andere Dinge erlebt – und genauso ist deine Entscheidung, vegan leben zu wollen, ganz einzigartig.

2. FEIERE DIE KLEINEN SCHRITTE!

Freue dich über die kleinen Veränderungen, die du schon geschafft hast, und sei nicht zu streng mit dir selbst! Alle Veränderungen brauchen Zeit und es ist ganz normal, dass du das ein oder andere Mal noch aus Gewohnheit

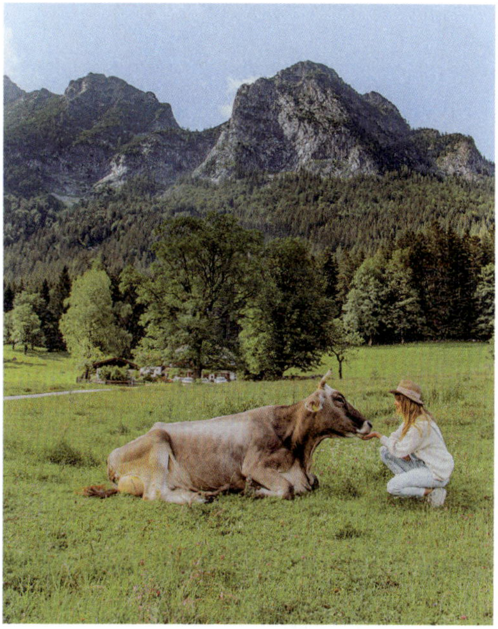

↑ *Finde dein ganz persönliches »WARUM« – mein Hauptbeweggrund vor 5 Jahren war die Liebe zu den Tieren*

Tolle Dokumentationen zum Thema Veganismus sind zum Beispiel:
»what the health«,
»Dominion«,
»cowspiracy«,
»Gabel statt Skalpell«,
»Das System Milch«,
»Game Changers«,
»More than honey«.

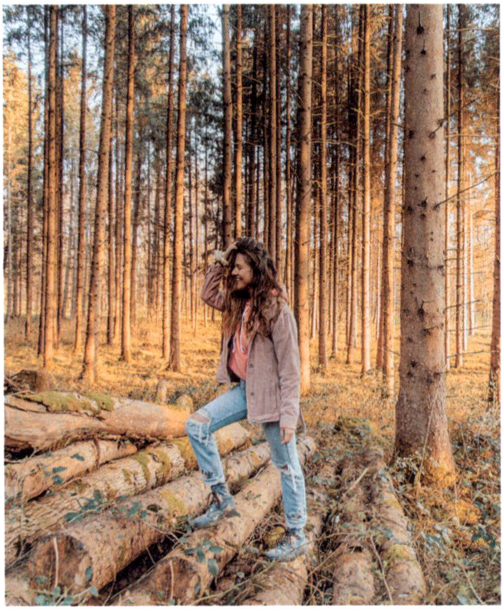

↑ *Gewohnheiten zu ändern, braucht Zeit. Freue dich über die Schritte, die du schon verändert hast!*

zu tierischen Produkten greifst oder anfangs bei Einladungen noch Tierisches isst.

Fokussiere dich darauf, was du schon verändert hast und welche Produkte du schon weglässt oder ersetzt hast. Viele Gewohnheiten, die man sein Leben lang hatte, benötigen zur Umstellung einfach etwas Zeit!

3. NIMM DIR ZEIT ZUM EINKAUFEN!

Am Anfang ist es erstaunlich, welche der bisher gekauften Produkte (vor allem Fertigprodukte) tierische Inhaltsstoffe enthalten (mehr dazu auf Seite 56). Nimm dir Zeit beim Einkaufen und schaue auf die Zutatenlisten der einzelnen Produkte. In welchen Produkten sind Milchpulver, Hühnereigelb etc. enthalten? Finde für dich andere leckere Lebensmittel, die rein pflanzlich sind, und probiere dich mit der Zeit durch all die leckeren verschiedenen veganen Produkte.

4. PROBIERE VEGANE ERSATZPRODUKTE AUS!

Vor allem am Anfang hilft es, auf tierische Ersatzprodukte umzusteigen. Wenn du wie ganz viele Menschen aus ethischen Gründen auf tierische Produkte verzichten magst, wirst du wahrscheinlich ab und an den Geschmack von tierischen Produkten vermissen.

Greife dann zu den veganen Alternativen! Mittlerweile gibt es so viele leckere pflanzliche Ersatzprodukte, sodass du ganz bestimmt fündig wirst. Eine gute Übersicht findest du auf Seite 49.

5. ACHTE AUF EINE AUSGEWOGENE ERNÄHRUNG UND DEINE NÄHRSTOFFE!

Vegan leben bedeutet (wie zuvor beschrieben) nicht per se gesund leben. Genauso wenig aber auch per se ungesund (wie viele Nicht-Veganer oft annehmen). Wie bei jeder Ernährung ist man gut mit allen wichtigen Nährstoffen versorgt, wenn man sich ausgewogen ernährt.

Am besten gehst du regelmäßig zum Arzt und lässt ein Blutbild anfertigen. Kritische Werte können unter anderem Vitamin B12, Eisen, Kalzium, Selen oder Vitamin D sein, die man dann mit einer ausgewogenen Ernährung und zusätzlich mit Nahrungsergänzungsmitteln supplementieren kann.

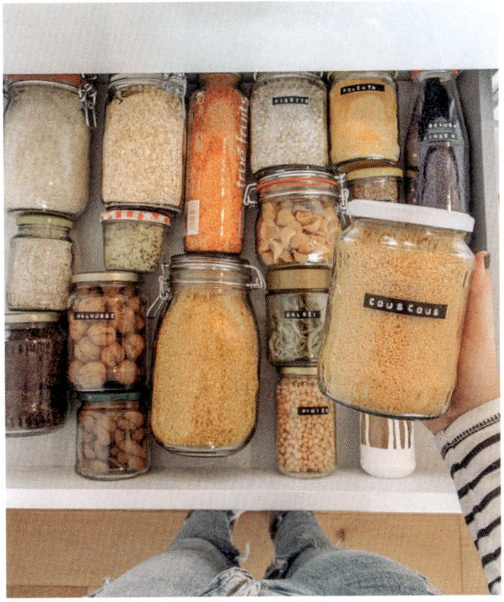

↑ *Auch als Veganer*in kannst du dich problemlos ausgewogen ernähren, wenn du ein paar Dinge beachtest*

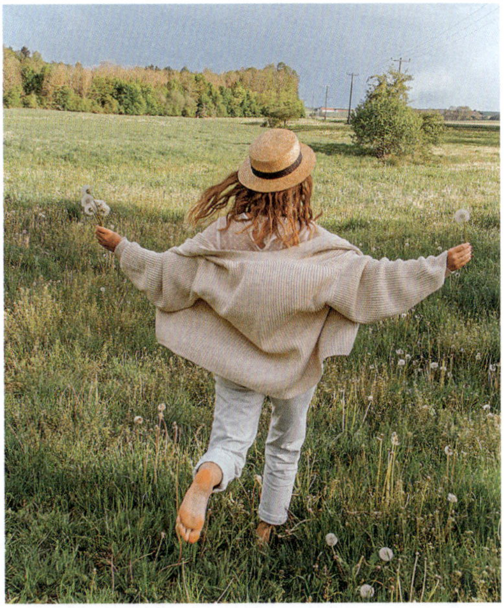

↑ *Dein Leben, deine Entscheidungen – bleibe dir selbst treu, auch wenn andere dich nicht verstehen*

6. LASS DICH NICHT DURCH DIE MEINUNG ANDERER BEEINFLUSSEN!

Es wird immer Menschen geben, die nicht nachvollziehen können, wieso du vegan leben möchtest. Vielleicht möchten sie dich sogar überzeugen, es wieder sein zu lassen oder sehen in deiner Umstellung nur eine vorübergehende »Phase«. Wenn du dein WARUM gefunden hast (Punkt 1), wird es dir viel leichter fallen, dich nicht verunsichern zu lassen.

Bleibe informiert, lege deine Gründe dar, wieso du dich vegan ernähren möchtest, sei offen für deren Meinungen, aber vertrete trotzdem genauso deine Einstellungen und Sichtweisen und bleibe dir treu!

7. VERNETZE DICH!

Sich austauschen, Rezepte vorschlagen, über seine Erfahrungen und Beweggründe reden – genau das erleichtert den Start in eine pflanzenbasierte Ernährung sehr! Suche Gleichgesinnte, die ähnlich denken wie du, die auch gerade auf eine vegane Ernährung umsteigen oder schon Erfahrung damit haben. Triff dich mit ihnen offline im (veganen) Café, trete veganen Facebook-Gruppen (deiner Stadt) bei oder vernetze dich über andere soziale Netzwerke mit anderen vegan lebenden Menschen. Durch den Austausch bist du danach noch viel motivierter, bestärkter und inspiriert voller neuer Denkanstöße und Lieblingsrezepte!

CHECKLISTE

Ideen für vegane und gesunde Snacks für zwischendurch

» Obst/Gemüsesticks mit veganem Frischkäse

» Datteln

» Nüsse

» zuckerfreies Bananenbrot (das Rezept findest du auf Seite 97)

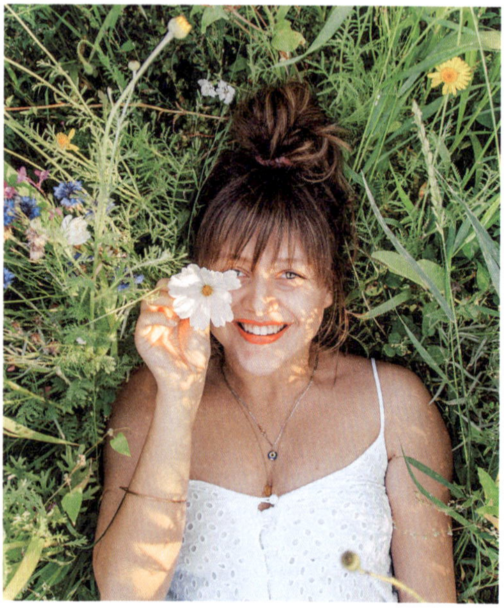

↑ *Ein veganer Lebensstil muss nicht von heute auf morgen sein. Setze dich nicht unter Druck und habe Freude dabei, neue Alternativen kennenzulernen!*

8. LASS DICH INSPIRIEREN!

Mittlerweile gibt es so viele tolle vegane Rezepte, die man ausprobieren kann. Quinoa, Amaranth, Kala Namak, Hefeflocken? Sei offen für Neues, lass dich inspirieren und probiere neue Zutaten und Gerichte aus! Sieh den Veganismus als Entdeckungsreise, auf der du viele neue interessante und leckere Eindrücke sammelst!

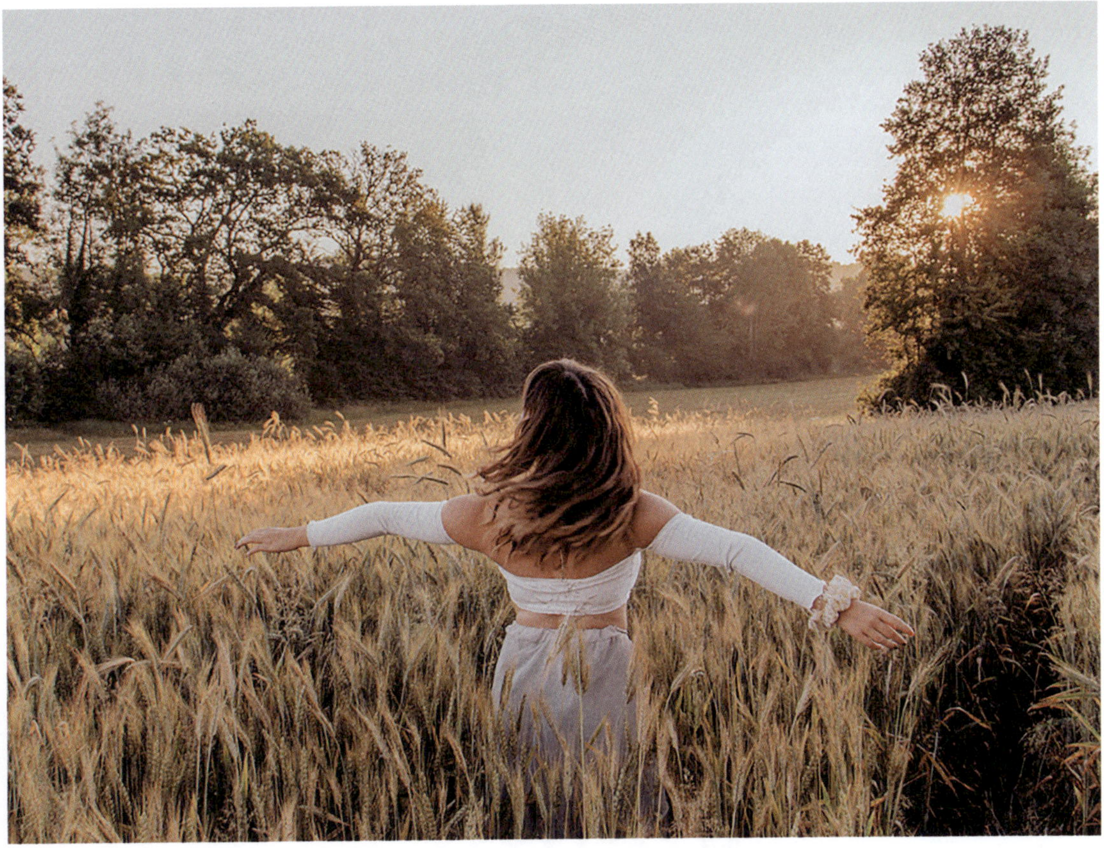

↑ *Lass dich inspirieren: egal ob mit Kochbüchern oder online auf Pinterest oder Instagram*

9. SEI VORBEREITET!

Wenn du deine Gerichte im Voraus planst und danach einkaufst, greifst du seltener zu ungesunden oder nicht-veganen Optionen. Mache beim nächsten Abendessen doch einfach ein bisschen mehr und nimm den Rest am nächsten Tag mit zur Arbeit. Oder bereite am Abend zuvor etwas Overnight Oats, Chiapudding, Obst etc. vor, das du am nächsten Tag als Frühstück mitnehmen kannst.

10. HAB FREUDE DARAN!

Das Allerwichtigste: Hab Freude daran! Sei nicht zu streng mit dir und verlange nicht zu viel von dir selbst! Ein veganes Leben ist ein Prozess, und bis man für sich seine veganen Lieblingsprodukte und Alternativen kennenlernt, dauert es einfach etwas!

Führe dir vor Augen, dass du aus eigener Entscheidung und Überzeugung vegan leben möchtest (aufgrund deines WARUMS aus Nr. 1), und freue dich über all die kleinen Veränderungen in deiner Ernährung, die du schon umgesetzt hast!

Vegan ernähren

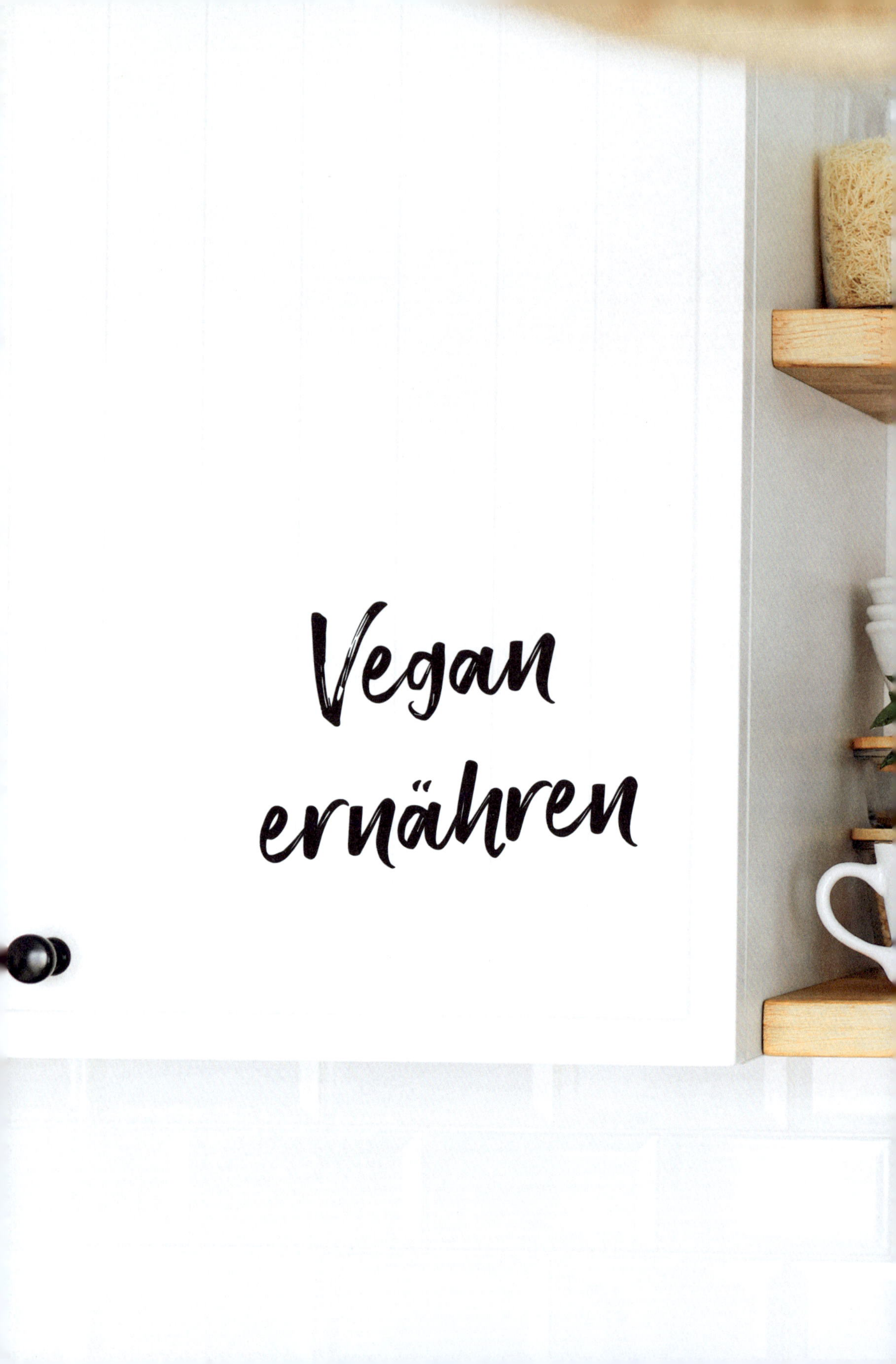

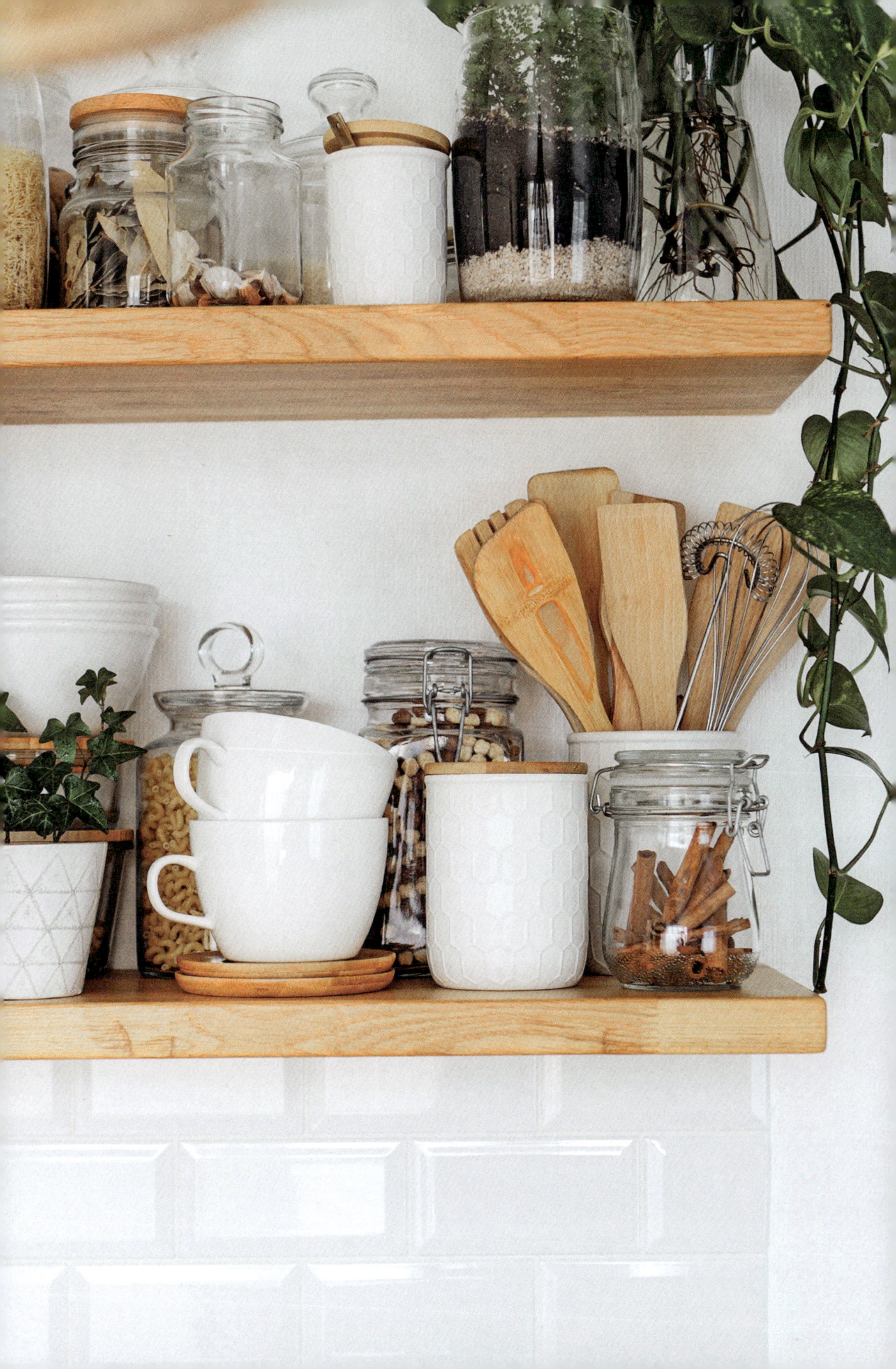

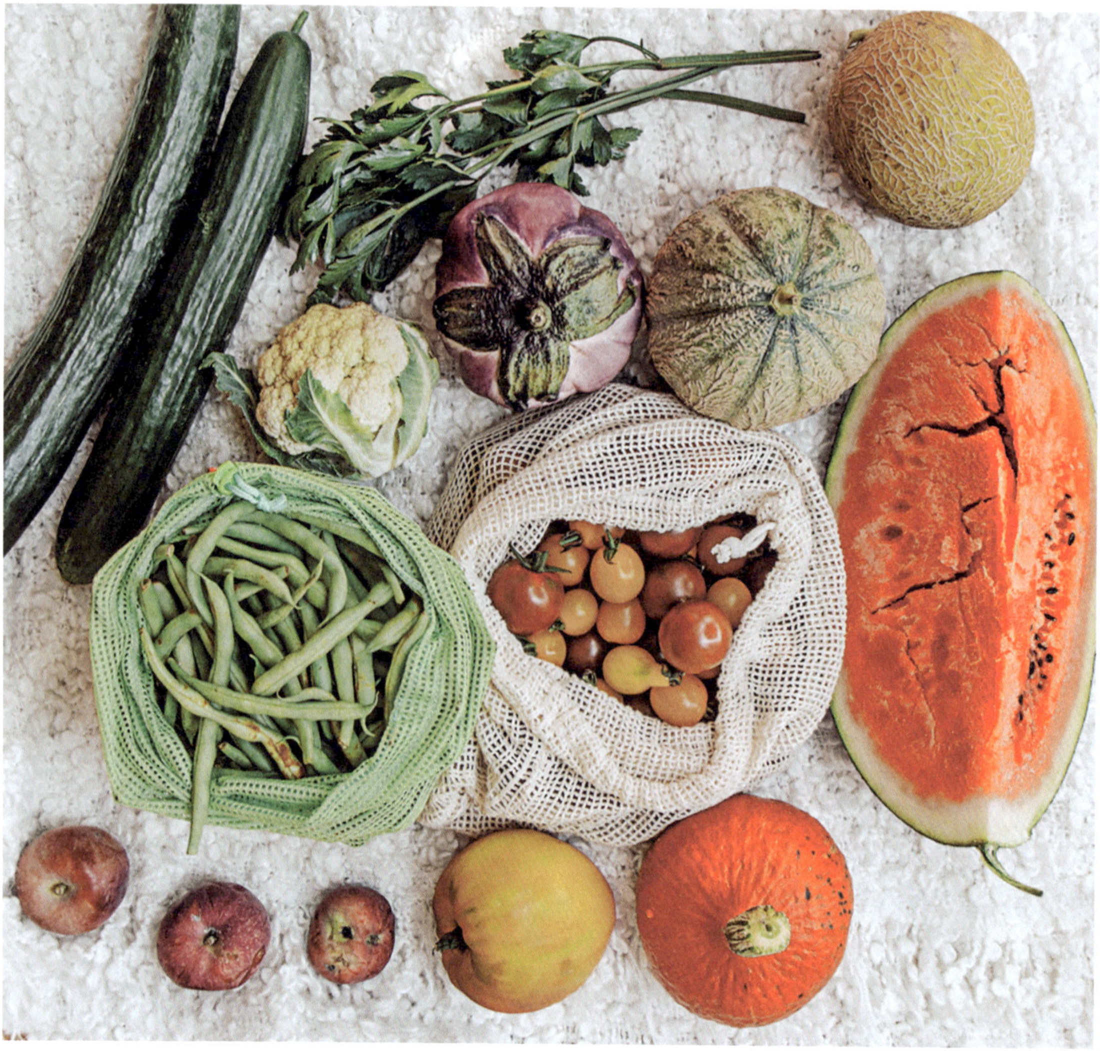

WAS AUF DEM SPEISEPLAN STEHT

Ausschließlich vegane Produkte auszuwählen, kann gerade anfangs herausfordernd sein. Dieses Kapitel bringt Klarheit darüber, was vegan ist und was nicht.

← *Eine ausgewogene vegane Ernährung fängt mit dem Einkauf an*

VEGANE EINKAUFS-CHECKLISTE FÜR DICH

Welche Basics sollte ich als Veganer zuhause haben? Auf Seite 48 teile ich meine persönliche Einkaufsliste mit den veganen Lebensmitteln, die ich so gut wie immer in der Küche verwende. Die Liste kann bei dir natürlich auch anders aussehen, vielleicht magst du bestimmte Lebensmittel mehr und andere dafür weniger. Unser Geschmack ist ganz individuell und genauso individuell ist auch deine ganz persönliche Einkaufsliste. Meine Liste soll dir vielmehr eine Orientierung geben, damit du dich zwischen all den verschiedenen Lebensmitteln zurechtfindest und eine leckere Grundlage an veganen Basics zuhause hast. Und auch wenn du schon längere Zeit vegan lebst, findest du bestimmt ein paar neue Anregungen für deinen nächsten Einkauf!

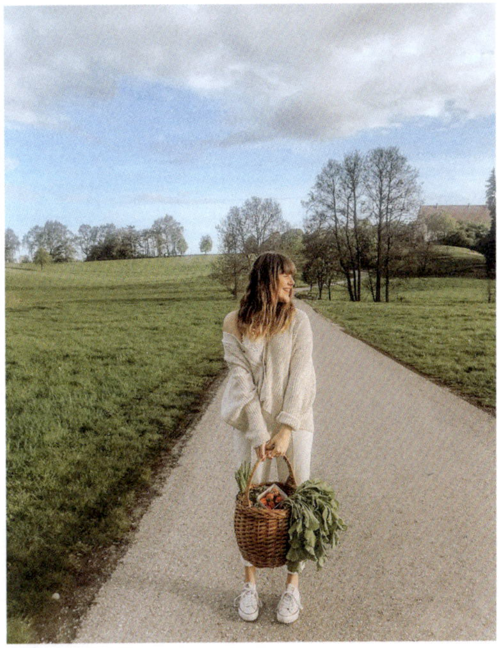

↑ *Die Checkliste auf Seite 48 gibt dir einen Überblick, du kannst sie natürlich nach deinen Vorstellungen für dich anpassen*

VEGANE ERSATZPRODUKTE

Natürlich können auch vegane Ersatzprodukte in deine wöchentliche Einkaufsliste integriert werden. Mir haben vegane Ersatzprodukte vor fünf Jahren den Einstieg in ein veganes Leben sehr erleichtert. Wenn ich Lust auf tierische Produkte hatte, konnte ich einfach auf pflanzliche Produkte umsteigen, die genauso schmecken wie das »Original«. Der Einwand, warum Veganer denn dann überhaupt zu Ersatzprodukten greifen, ist einfach zu beantworten: Ich esse tierische Produkte nicht mehr, nicht weil ich den Geschmack nicht mochte, sondern weil ich kein Tierleid unterstützen möchte.

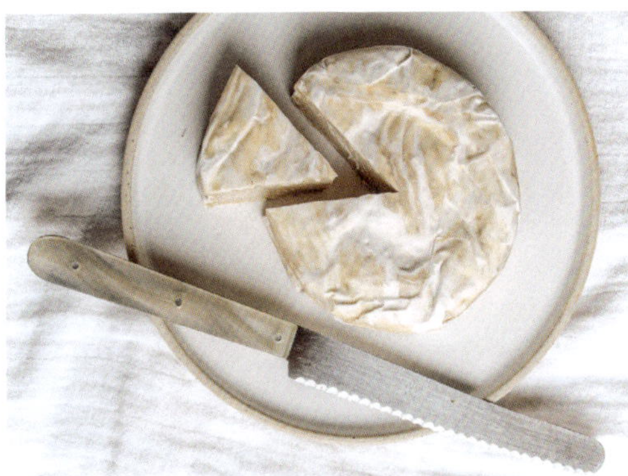

↑ *Mein Liebling: veganer Briekäse, zum Beispiel von happycheeze*

CHECKLISTE

Reis

- ☐ Basmati-Reis
- ☐ Brauner Reis
- ☐ Couscous
- ☐ Hirse
- ☐ Quinoa

Hülsenfrüchte

- ☐ Kichererbsen
- ☐ Kidneybohnen
- ☐ Weiße Riesenbohnen
- ☐ Schwarze Bohnen
- ☐ Rote Linsen
- ☐ Gelbe Linsen
- ☐ Berglinsen

Teigwaren

- ☐ Tagliatelle aus Dinkel (auf »eifrei« achten)
- ☐ Spaghetti aus Dinkel

Pflanzenmilch & -joghurt

- ☐ Sojamilch
- ☐ Mandelmilch (ein einfaches Rezept zum Selbermachen findest du auf Seite 65)
- ☐ Hafermilch
- ☐ Sojajoghurt, ungesüßt
- ☐ Sojaquark

Tofu

- ☐ Tofu Natur
- ☐ Räuchertofu
- ☐ Seidentofu

Nüsse, Trockenfrüchte & Co.

- ☐ Cashewnusskerne
- ☐ Mandeln
- ☐ Walnüsse
- ☐ Kürbiskerne
- ☐ geschälter Sesam
- ☐ Datteln
- ☐ weiße Chiasamen
- ☐ Buchweizenkeimlinge
- ☐ Kokoschips

Gemüse & frische Kräuter der Saison

- ☐ Aubergine
- ☐ Avocado
- ☐ Babyspinat
- ☐ Salat
- ☐ Grünkohl
- ☐ Gurke
- ☐ Kartoffeln
- ☐ Knoblauch
- ☐ Kresse
- ☐ Lauch
- ☐ Pastinake
- ☐ Paprika
- ☐ Petersilie
- ☐ Pilze
- ☐ Salbei
- ☐ Schnittlauch
- ☐ Sprossen
- ☐ Tomaten
- ☐ Zwiebeln

Obst der Saison

- ☐ Äpfel
- ☐ Bananen
- ☐ Beeren
- ☐ Birnen
- ☐ Kiwis
- ☐ Orangen
- ☐ Trauben
- ☐ Zitronen

Tiefkühlware

- ☐ TK-Obst nach Wahl (für Smoothies)
- ☐ Bananen
- ☐ Spinat
- ☐ Grünkohl

Gewürze

- ☐ Meersalz
- ☐ Pfeffer
- ☐ getrockneter Rosmarin
- ☐ getrockneter Oregano
- ☐ getrockneter Thymian
- ☐ Currypulver
- ☐ Hefeflocken
- ☐ Kurkumapulver
- ☐ Paprikapulver
- ☐ gemahlene Muskatnuss
- ☐ Kala-Namak-Salz (schmeckt wie Ei)
- ☐ Kokosblütenzucker
- ☐ Zimt (Ceylon)
- ☐ Vanilleschoten

Essig & Öl

- ☐ natives Olivenöl
- ☐ Rapsöl
- ☐ Kokosöl
- ☐ süßer Apfelessig
- ☐ Weißweinessig
- ☐ Balsamico-Essig
- ☐ Walnusskernöl

Konserven

- ☐ Hülsenfrüchte
- ☐ Kokosmilch
- ☐ Tomaten (ganz, in Stücken, passiert)

Aufstriche & Dips

- ☐ süßer Senf
- ☐ Ketchup
- ☐ Tomatenmark
- ☐ milde Sojasauce
- ☐ Gemüsebrühe
- ☐ Ahornsirup
- ☐ Tahin (Sesammus)
- ☐ Erdnussmus
- ☐ Mandelmus
- ☐ Haselnussmus

Brot, Mehl & Getreide

- ☐ Brot vom Biobäcker
- ☐ Dinkelmehl
- ☐ Sojamehl
- ☐ Kokosmehl
- ☐ Trockenhefe
- ☐ Haferflocken

VEGANE ERSATZPRODUKTE

So kannst du die tierischen Produkte ersetzen!

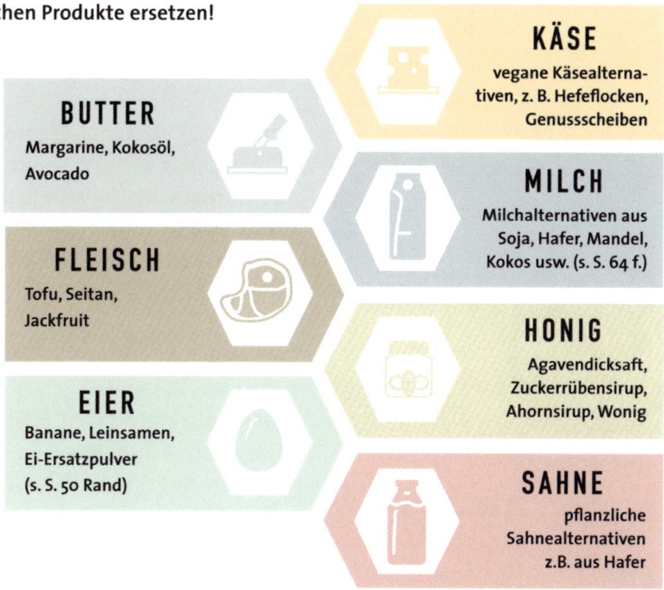
BUTTER
Margarine, Kokosöl, Avocado
FLEISCH
Tofu, Seitan, Jackfruit
EIER
Banane, Leinsamen, Ei-Ersatzpulver (s. S. 50 Rand)
KÄSE
vegane Käsealternativen, z. B. Hefeflocken, Genussscheiben
MILCH
Milchalternativen aus Soja, Hafer, Mandel, Kokos usw. (s. S. 64 f.)
HONIG
Agavendicksaft, Zuckerrübensirup, Ahornsirup, Wonig
SAHNE
pflanzliche Sahnealternativen z.B. aus Hafer

Ich habe mich entschlossen, ihnen nachfolgend etwas mehr Platz zu widmen – weil es mittlerweile so viele tolle pflanzliche Alternativen gibt, die die vegane Essensvielfalt bereichern. Daher stehen Ersatzprodukte nicht auf der Basic-Checkliste auf Seite 48.

Hinweis: Fertiggerichte im Allgemeinen und auch Ersatzprodukte enthalten häufig viele Aromen, Zusätze, Zucker etc. – deshalb ist selbst und frisch kochen natürlich die bessere und gesündere Variante. Für ab und an und bei Lust auf tierische Produkte sind Ersatzprodukte aber definitiv sehr hilfreich!

TIERISCHE PRODUKTE ERSETZEN

Butter

Für Butter gibt es zahlreiche Alternativen, sowohl als Brotaufstrich als auch zum Backen. Für ein veganes Butterbrot kannst du zum Beispiel ohne Probleme zu Margarine greifen. Zum Anbraten eignen sich besonders gut Kokosfett oder pflanzliche Bratfette. Zum Backen kannst du Avocado, Kokosöl, Margarine oder anderes pflanzliches Öl verwenden. Gerade bei klassischen Rezepten ersetze ich Butter ganz ohne Probleme durch Margarine. Falls du den Geschmack von Kokos nicht so gerne magst: Es gibt auch vollkommen geschmackloses desodoriertes Kokosöl, das sich auch wunderbar erhitzen lässt.

Eier

Eier werden in den meisten gebackenen Gerichten verwendet. Doch zum Glück gibt es zahlreiche Möglichkeiten, um Eier problemlos zu ersetzen. Auf der nächsten Seite findest du ein paar meiner liebsten veganen Ei-Alternativen. Wenn du deftigen Speisen wie einem Avocadobrot zusätzlichen Eigeschmack geben möchtest, kann ich dir außerdem Kala-Namak-Salz empfehlen: Das Salz riecht zwar zuerst nach faulen Eiern (was auf die enthaltenen Schwefelverbindungen zurückzuführen ist) –

überzeugt aber im Geschmack. Ein bisschen Kala Namak verleiht Speisen den typischen Eigeschmack: Ich verwende das Salz am liebsten für veganes Rührei (das Rezept findest du auf Seite 81) oder auf einem Margarinebrot gemeinsam mit etwas Schnittlauch – hm.

Milch

Mandel-, Kokosnuss-, Hanf-, Soja-, Haselnuss-, Reis- oder Hafermilch: Egal ob im morgendlichen Kaffee, fürs Müsli oder zum Backen und Kochen: Milch kann man wunderbar ersetzen. Für herzhafte Gerichte verwende ich persönlich am liebsten Sojamilch, für alles andere entscheide ich spontan nach Belieben. Probiere dich am besten einfach durch das Angebot der verschiedenen Hersteller, welche Alternativen dir am besten schmecken!

Tipp: Einige pflanzliche Drinks kannst du ganz einfach und günstig zu Hause selbst machen. Rezepte für schnelle selbst gemachte Mandel-, Haselnuss- und Kokosmilch findest du auf Seite 65.

Sahne

Unter veganer Sahne versteht man Pflanzenfett, dass verdickt wird und damit deinen Saucen eine ähnliche Konsistenz wie Sahne verleiht. Die Sahnealternativen findest du oft im Kühlregal (es gibt z. B. auch vegane Crème fraîche) oder zahlreiche »Cuisines«, die deinen Gerichten eine sahnige Konsistenz verleihen.

Auch zum Backen gibt es zahlreiche Varianten, mit denen du ganz einfach vegane Schlagsahne herstellen kannst. Eine besonders gute Auswahl gibt es im Biomarkt; ich persönlich habe zum Beispiel mit den Produkten von SOYATOO! immer tolle Erfahrungen gemacht. Probier einfach etwas herum.

CHECKLISTE

Ersatz für jeweils 1 Ei

» 70 g Apfelmus: für Süßes wie Karottenkuchen, Schokomuffins, süße Backwaren.

» 1/2 zerdrückte Banane: perfekt für Bananenbrot, Muffins und andere Backwaren

» 1 EL Chiasamen mit 3 EL Wasser vermengt: geeignet für Waffeln oder Brot

» 1 EL Tomatenmark: Bindemittel für herzhafte Rezepte wie Bratlinge

» 3–4 EL zarte Haferflocken: bindet Buletten, Kartoffelpuffer und Pfannkuchen (die Masse am besten 20 Minuten ziehen lassen)

» 50–60 g cremig pürierter Seidentofu: für Käsekuchen oder Mousse au Chocolat

» 2 EL Mehl mit 1 EL Wasser vermengt: bindet Saucen und ist Grundlage für Panaden

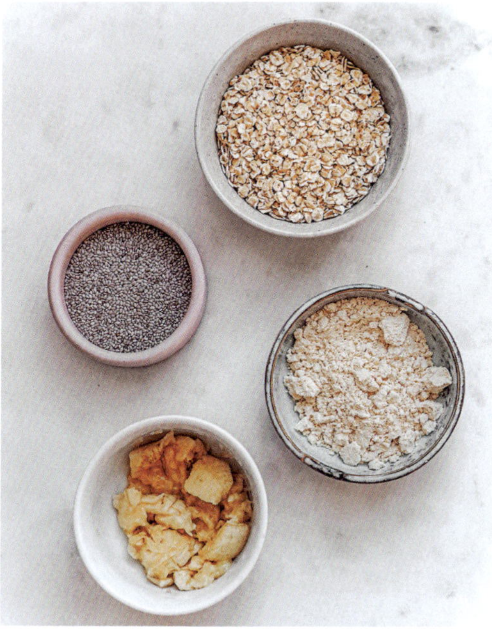

↑ *Ob Chiasamen, Banane, Haferflocken oder Sojamehl – Eier kann man ganz einfach ersetzen*

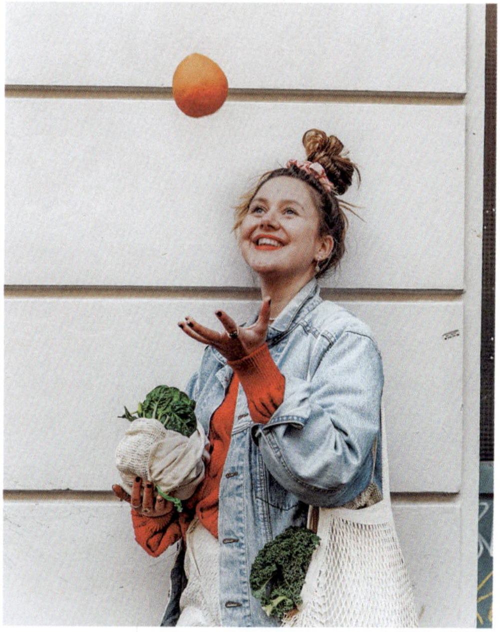

↑ *Augen auf beim Einkauf: die Begriffe »vegan«/»vegetarisch« sind gesetzlich nicht geschützt*

Käse

Auf Käse zu verzichten, können sich viele Menschen gar nicht vorstellen und nennen dies als Hauptgrund, nicht dauerhaft vegan zu leben. Scheibenkäse, Parmesan oder Briekäse – zum Glück gibt es auch dafür zahlreiche Alternativen, die das vegane Käseherz höherschlagen lassen. Ich musste mich zwar am Anfang ziemlich viel durchprobieren, habe aber mittlerweile ganz viele tolle Produkte und Marken gefunden, die meine manchmal aufkommende Lust nach Käse tierfreundlich stillen. Um dir die Suche etwas zu erleichtern, habe ich dir nachfolgend meine liebsten Käsemarken zusammengestellt:

» **Parmesan:** Vantastic foods, Happy Cashew, Simply V, Violife
» **Frischkäse:** Simply V, Oatly, Soyananda
» **Briekäse:** Happy Cashew, new roots
» **Feta/eingelegter griechischer Käse:** Soyananda, Violife, bedda
» **Scheibenkäse:** bedda, Simply V, Wilmersburger

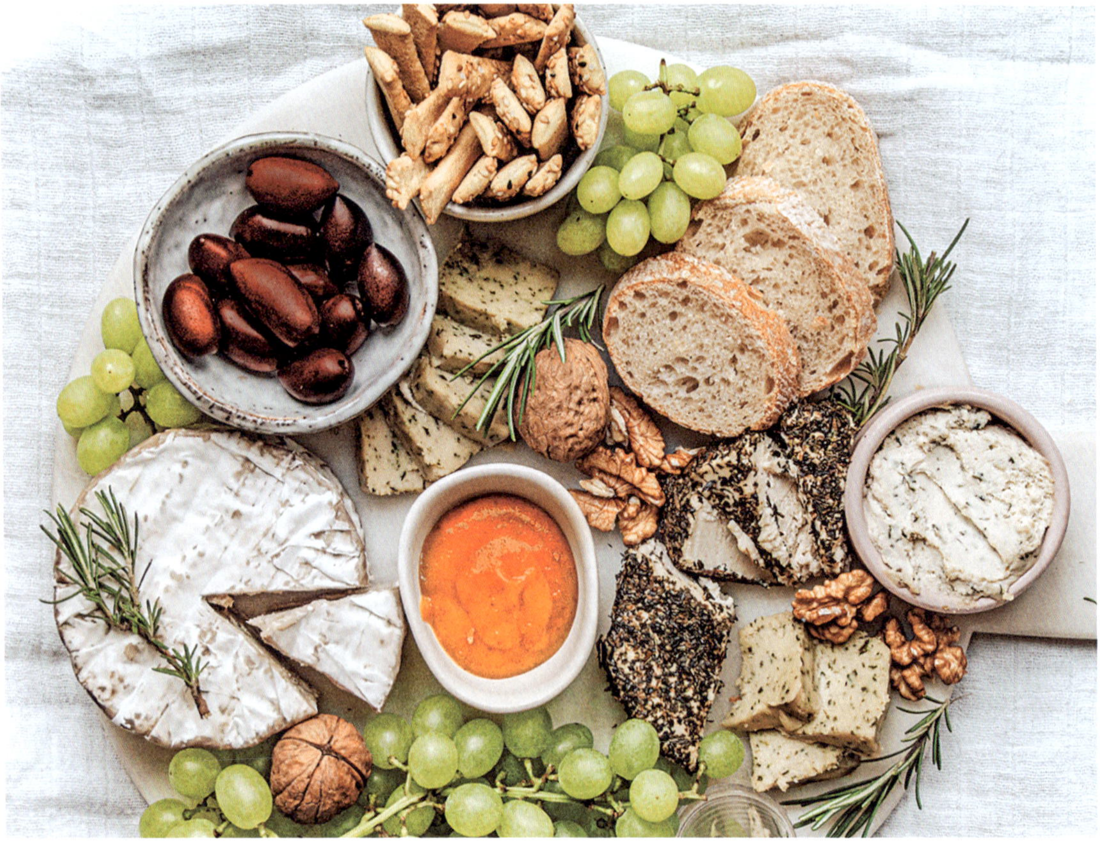

↑ *Auch auf eine leckere Käseplatte muss man als Veganer nicht verzichten*

Fleisch

Für veganisierte Gerichte wie Bolognese, Lasagne oder Gulasch kannst du das Fleisch ganz einfach durch Seitan, Tofu oder Soja ersetzen. Auch mit Jackfruit kannst du leckere »fleischige« Gerichte zaubern, da sie sehr faserreich ist und deshalb der Konsistenz von tierischem Fleisch ähnelt. Was bei Fleischalternativen unverzichtbar ist, aber leider oft vergessen wird: die richtige Würzung! Genauso wie Fleisch solltest du auch deine veganen Ersatzprodukte marinieren oder kräftig würzen, um ein leckeres Gericht zu zaubern. Darüber hinaus findest du mittlerweile sogar im normalen Supermarkt einige Beyond-Meat-Fleischersatzprodukte.

Tipp für Tofu: Ganz lange mochte ich Tofu gar nicht, er war einfach oft schwabbelig und auch vom Geschmack her irgendwie fad. Tofu bekommst du aber ganz einfach wunderbar knusprig und würzig, wenn du ihn in Speisestärke wendest und danach für einige Minuten in der Pfanne mit vielen Gewürzen knusprig anbrätst.

Honig

Auch für Honig gibt es zahlreiche Alternativen. Du kannst entweder Kokosblütenzucker, Agavendicksaft, Zuckerrübensirup, Reis- oder Ahornsirup zum Süßen verwenden. Außerdem gibt es die vegane Honigvariante »Wonig«, bei der durch den Einsatz verschiedener Extrakte das Produkt ein herrliches Honigaroma erhält.

ACHTUNG! DIESE 8 LEBENSMITTEL SIND NICHT UNBEDINGT VEGAN

Als Veganer muss man – vor allem zu Beginn – beim Einkaufen auf einige Dinge achten. Denn zahlreiche scheinbar vegane Lebensmittel sind bei genauerem Hinsehen gar nicht vegan.

Verstecke Zusatzstoffe und Hilfsmittel werden leider nicht immer gekennzeichnet und oft befinden sich tierische Bestandteile auch in Lebensmitteln, bei denen wir niemals damit gerechnet hätten.

> Im Gegensatz zu »Bio« sind die Definitionen von »vegan« und »vegetarisch« gesetzlich weder definiert noch geschützt.

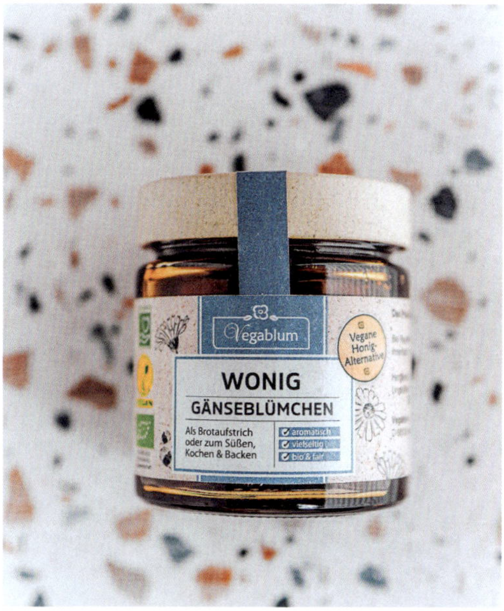

↑ *Mit Wonig braucht man auch auf »Honig« nicht zu verzichten*

Hier möchte ich ein paar Lebensmittel vorstellen, die – wider Erwarten – nicht (immer) vegan sind:

Wein

Nur feine Trauben kommen in den Wein? Falsch gedacht, denn sowohl die konventionelle als auch die Bioweinproduktion setzt oft auf tierische Nebenprodukte. Ob ein Wein vegan ist, hängt deshalb von der Art der Klärung ab.

Nach dem Pressen der Trauben enthält der vergorene Wein noch Schwebstoffe. Um diese Trübstoffe zu entfernen und einen klaren und reinen Wein zu erhalten, setzen viele Winzer dabei auf tierische Produkte wie Kasein, Eiweiß, Gelatine oder Schwimmblasen von Fischen. Diese sorgen dafür, dass sich die Stoffe binden und nach unten absinken. Anschließend wird der Wein abgezogen: Das tierische Produkt kommt also in den meisten Fällen nicht, oder nur in ganz geringen Teilen, in die Flasche. Aber selbst, wenn sich davon nichts mehr in der Flasche wiederfindet, als Veganer möchte man auf eine solche Art der Klärung verzichten.

Zum Glück werden mittlerweile auch immer häufiger alternative Produkte wie Bentonit (eine natürliche Mineralerde), nichtorganische Gelatine oder Aktivkohle verwendet. Zudem experimentieren viele Winzer bei der Klärung mit pflanzlichen Proteinen statt Hühner- und Milcheiweiß. Erbsen, Kartoffeln und Bohnen ermöglichen gleichermaßen die Ablagerung der Schwebstoffe am Boden des Fasses. Dies dauert zwar etwas länger, erzielt aber denselben Effekt.

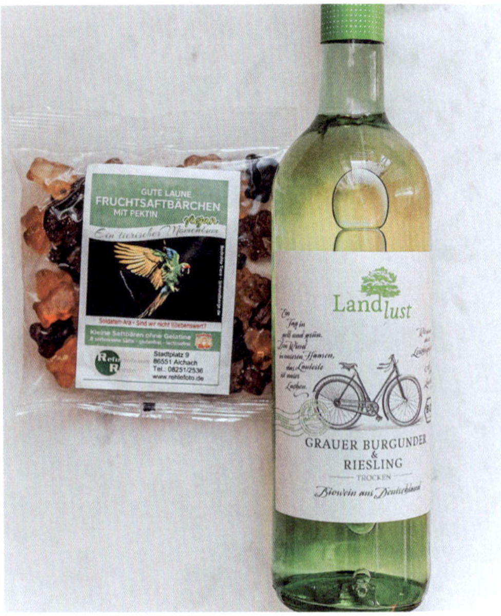

↑ *Auch bei Gummibärchen und Wein gibt es vegane Alternativen*

Saft

Auch Säfte sind nicht immer vegan. Viele Saftsorten werden mit Gelatine geklärt, die beispielsweise aus toten Fischen, Rindersehnen oder Schweineknochen besteht, sind also nicht einmal vegetarisch. Weil das im Herstellungsprozess passiert und nicht dem fertigen Produkt zugesetzt wird, müssen Hersteller das auf dem Etikett nicht angeben. Um solche Säfte zu vermeiden, fragt am besten direkt beim Hersteller nach oder orientiere dich an veganen Siegeln auf den Verpackungen.

Gummibärchen

Dir ist wahrscheinlich bekannt, dass in den meisten Fruchtgummis und Marshmallows Gelatine enthalten ist. Die sogenannte Speisegelatine ist ein Geliermittel, das aus tierischem Eiweiß besteht. Sie stammt zu 70 Prozent aus Schweinehaut, der Rest setzt sich aus Knochen von Schweinen, Rindern und Geflügel sowie Rinder- und Fischhäuten zusammen.

Olivenöl

»Olivenöl nicht vegan? Das kann doch nicht sein!« – war meine Reaktion, als ich das erste Mal davon hörte. Aber doch: Bei der Ernte des Olivenöls sterben jährlich Millionen von Vögeln.

Der Grund: Im Intensivanbau werden die Steinfrüchte oftmals mit Erntemaschinen (statt traditionell per Hand) geerntet, um Kosten für Erntehelfer und Erntehelferinnen zu sparen. Die Ernte findet hierbei in der Nacht statt, da die kühleren Temperaturen das Aroma der Oliven intensivieren sollen.

Das Problem: Singvögel suchen nachts zwischen den Ästen der Olivenbäume Zuflucht und werden dann vom grellen Licht der Maschinen überrascht und gemeinsam mit den Oliven aufgesaugt. Allein in Spanien und Portugal werden durch diese Praxis jährlich rund 2,7 Millionen Tiere eingesaugt und getötet, aber auch Frankreich und Italien sind betroffen.

Besonders perfide dabei: Die Landwirte profitieren sogar noch von ihrem »Beifang« – sie generieren zusätzliche Schwarzeinnahmen durch den Verkauf der toten Vögel an die ländliche Gastronomie.

Was du tun kannst: Kaufe Olivenöl von handgeernteten Oliven, die kleinbäuerlich und nicht hochindustriell erzeugt wurden, denn weder die EU-Öko-Verordnung noch die Richtlinien der einzelnen Bioverbände enthalten Vorschriften zur Ernte von Oliven.

Brot und Backwaren
Anfangs hätte ich nie gedacht, dass sich auch in Brot und pikanten Backwaren tierische Bestandteile befinden. Bei Laugengebäck wird zum Beispiel häufig Schweineschmalz verwendet, um den Geschmack der Produkte zu »verfeinern«.

Weniger bekannt ist, dass auch in industriellen Backwaren Tierbestandteile »eingebacken« sind. Dies geschieht in Form von L-Cystein, das aus Schweineborsten oder Federn gewonnen wird. Die Aminosäure soll den Teig für die Verarbeitung geschmeidiger machen.

Tipp: Greife zu Backwaren von Biobäckereien. Nach der Bio-Verordnung ist L-Cystein nämlich nicht erlaubt.

Bananen
Auch Bananen sind nicht immer vegan. Viele von ihnen werden nämlich mit Chitosan, einem Insektizid, behandelt, das hauptsächlich aus den Panzern von Garnelen gewonnen wird. Wenn du auf Nummer sicher gehen willst: kaufe Biobananen! Damit vermeidest du auch andere, synthetische Pestizide.

Nudeln
Die meisten italienischen Nudeln enthalten ausschließlich Hartweizengrieß. Dennoch muss man aufpassen: Einige Teigwaren können auch Hühnereier enthalten. Hier hilft ein Blick auf die Zutatenliste oder Nachfragen. Gerade bei »hausgemachten« und frischen Nudeln (z. B. beim Italiener oder auf dem Wochenmarkt) kommen häufig Eier zum Einsatz.

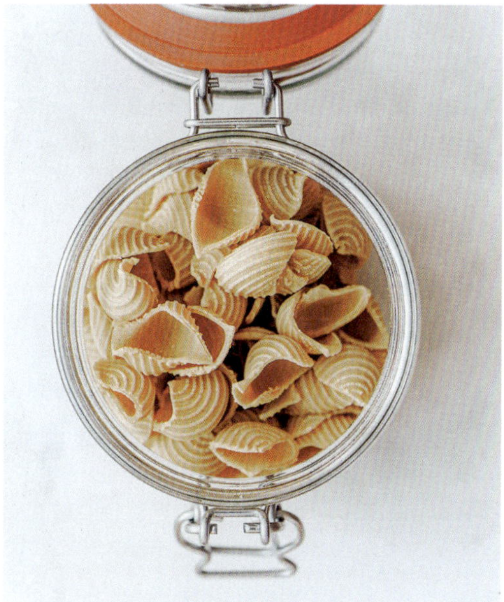

↑ *Nudeln enthalten oft Ei!*

Chips
Auch bei Chips lohnt sich genaueres Hinsehen: Neben Kartoffeln, Öl und Salz kommen häufig auch Aromen und Zusatzstoffe vor, die tierischer Herkunft sind.

Folgende Stoffe finden sich häufig in herkömmlichen Chips, die du auf der Zutatenliste entdeckst: Butterreinfett, Süßmolkepulver, Milcheiweiß, Sahnepulver, tierisches Lab, Honig, Schweinefleischpulver, tierische Aromen wie Wild, Geflügel oder Fisch.

Tipp: Eine hilfreiche App ist die Einkaufsguide-App von PETA, die dich über vegane Neuheiten informiert, Infos zum veganen Leben versammelt und dir hilft, überall vegane Lebensmittel und Produkte zu finden.

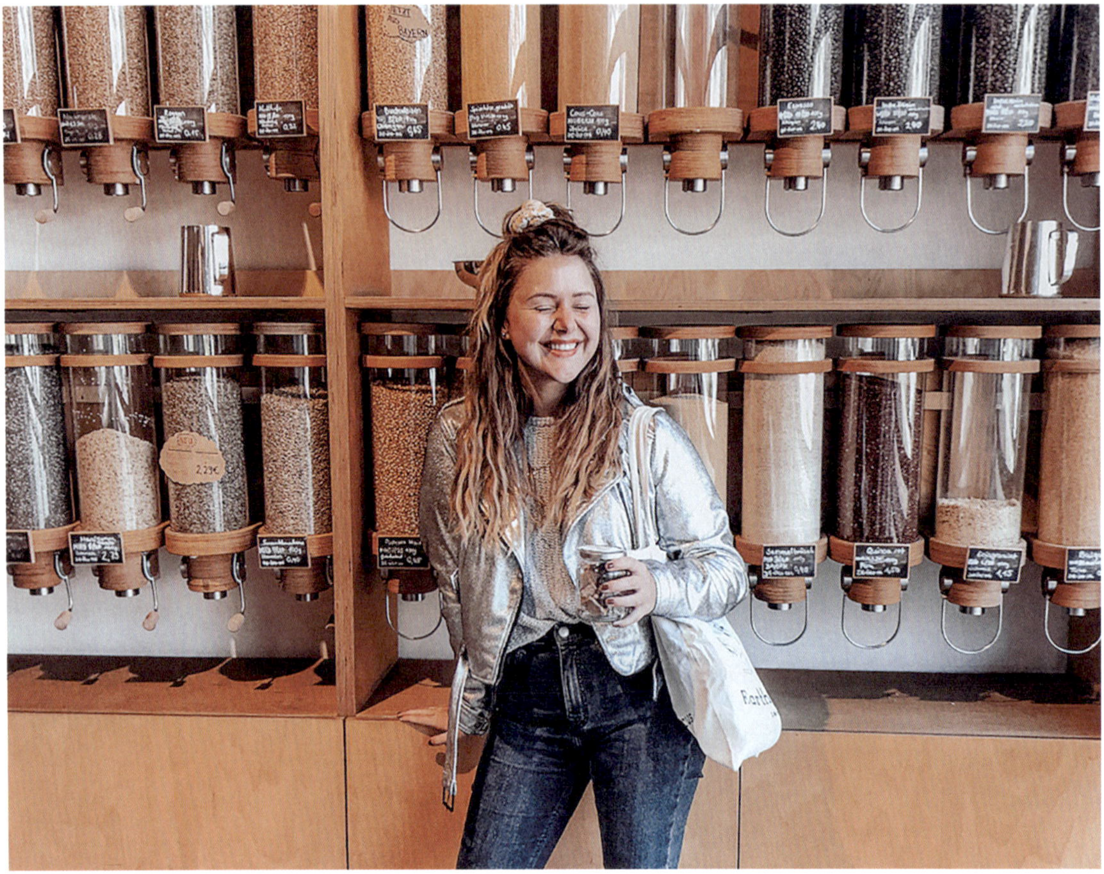

↑ *Mit ein paar Tipps kannst du ganz einfach vegane Produkte erkennen*

IST DAS VEGAN? – SO ERKENNST DU TIERISCHE ZUSATZSTOFFE IN LEBENSMITTELN

Wie auf Seite 53 beschrieben, sind die Begriffe vegan und vegetarisch gesetzlich weder geschützt noch definiert. Trotzdem gibt es einige Dinge, auf die du achten kannst, um nicht versehentlich zu tierischen Produkten zu greifen.

Bei Produkten ohne Vegan-Label hilft meist ein Blick auf die Zutatenliste. Ganz häufig sind tierische Produkte dabei fett gedruckt und dadurch leicht erkennbar. Bei Begriffen wie Vollei, Magermilchpulver, Butterreinfett, Süßmolkepulver etc. auf der Zutatenliste kannst du ganz einfach ohne Label erkennen, dass es sich um kein veganes Produkt handelt.

Nicht-vegane Zusatzstoffe hinter E-Nummern
... Und dann gibt es noch die E-Nummern. Lebensmittelzusatzstoffe wie Aromen oder Farbstoffe sind deklarationspflichtig und müssen deshalb auf Zutatenlisten mit E-Nummern gekennzeichnet werden. Diese sind in der EU einheitlich und lassen sich unabhängig von Sprachkenntnissen zuordnen. Aus E-Nummern können dabei auch Rückschlüsse auf tierische Produkte gewonnen werden. Hier findest du eine Auflistung von häufigen nicht-veganen E-Nummern, die aber keinen Anspruch auf Vollständigkeit erhebt:

E 120 (Karmin): roter Farbstoff von weiblichen Schildläusen, die getrocknet, zermahlen und ausgekocht werden. Dient als Farbstoff in essbaren Käse- und Wurstüberzügen, Marmelade, Süßwaren, Wurst, Spirituosen, Obst- und Fruchtwein, Früchtemüslis.

E 322 (Lecithin): kann aus Hühnereidottern gewonnen werden. Steckt als Emulgator in Margarine, Mayonnaise, Schokoladenerzeugnissen, Kuchen, Keksen, Blätterteig, Instantmilch- und Kaffeepulver oder Säuglingsnahrung.

E 471 (Speisefettsäure): wird aus tierischen Fetten gewonnen. Verbindet fetthaltige und wässrige Bestandteile miteinander. Verlängert außerdem die Haltbarkeit von Lebensmitteln.

E 901 (Bienenwachs): durch Ausschmelzen von Honigwaben gewonnenes Wachs von Bienen. Ebenfalls Trenn- und Überzugsmittel für Süßwaren, Schokoladenerzeugnisse, Nüsse, Kaffeebohnen, diverses Obst (z. B. Mangos, Avocados).

E 904 (Schellack): Ausscheidungen der Lackschildläuse. Verwendet als Trenn- und Überzugsmittel für Süßwaren, Schokoladenerzeugnisse, Nüsse, Kaffeebohnen, diverses Obst (z. B. Mangos, Avocados, Pfirsich).

E 920 (L-Cystein): aus Schweineborsten oder Federn gewonnene Aminosäure. Genutzt als Mehlbehandlungsmittel, sorgt für geschmeidigere Teige.

E 966 (Laktit): Zuckerersatz, der häufig aus tierischem Milchzucker hergestellt wird. Häufig zu finden in energiereduzierten bzw. zuckerfreien Produkten (z. B. Süßwaren, Kaugummis), Saucen oder Senf.

E 1105 (Lysozym): wird aus dem Eiklar von Hühnereiern gewonnen. Eingesetzt als Konservierungsstoff in gereiftem Käse.

»Kann Spuren von Milch und Ei enthalten«

Die Kennzeichnungen »Kann Spuren von Milch enthalten« oder »Kann Spuren von Ei enthalten« bedeuten nicht, dass ein Produkt nicht vegan ist. Hier handelt es sich nur um potenzielle produktionsbedingte Verunreinigungen. Wenn ein Produkt in der gleichen Fabrik oder den gleichen Maschinen produziert wird wie Produkte mit Milch oder Ei, wird das Produkt mit dieser Spurenkennzeichnung versehen. Diese ist vor allem für Allergiker wichtig. Als vegan lebender Mensch ohne Allergien kannst du Spurenkennzeichnungen ignorieren. Selbst rein vegane Produzenten sind manchmal darauf angewiesen, ihre Produkte in nicht-veganen Produktionsstätten produzieren oder abfüllen zu lassen. So kann es auch bei Produkten von veganen Firmen zu einer solchen Kennzeichnung kommen.

Nicht kennzeichnungspflichtig: Produktionshilfsstoffe und Trägerstoffe

Für Getränke wird wie vorher erklärt oft Gelatine genutzt, um Trübstoffe aus Säften, Essigen, Limonaden und Weinen zu filtern. Die Gelatine ist dabei ein sogenannter Produktionshilfsstoff, der vom Hersteller nicht in der Zutatenliste angegeben werden muss, weil die tierischen Produkte im Herstellungsprozess eingesetzt werden und nicht dem fertigen Produkt zugesetzt sind. In diesen Fällen hast du keine Möglichkeit, das nicht-vegane Produkt an der Zutatenliste zu erkennen. Deshalb hilft nur: entweder direkt beim Hersteller nachfragen (etwas aufwendig) oder auf die Kennzeichnung von veganen Labels achten.

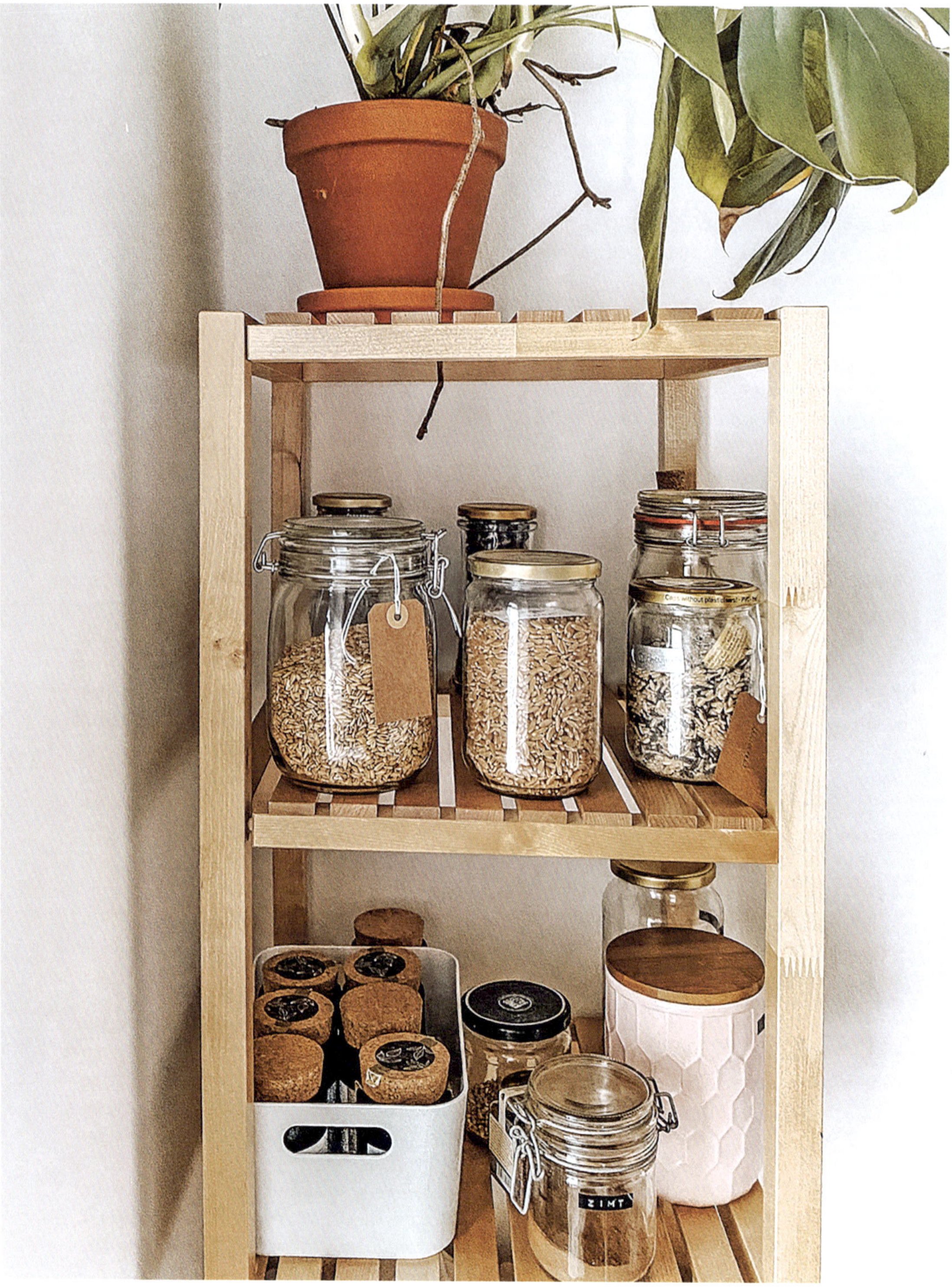

↑ *Vegane Lebensmittel kannst du an Siegeln, E-Nummern und der Zutatenliste erkennen*

WELCHE UNABHÄNGIGEN VEGANEN SIEGEL DIR BEIM EINKAUF HELFEN, ZEIGE ICH DIR JETZT!

Das V-Label

Das V-Label ist eine international geschützte Marke zur Kennzeichnung von veganen und vegetarischen Lebensmitteln, die in vielen europäischen Ländern verbreitet ist. Die Zusatzinformation »vegan« oder »vegetarisch« findest du direkt unter dem Siegel. Das V-Label »vegan« garantiert dabei, dass das Produkt weder tierische Inhaltsstoffe noch tierische Hilfsstoffe enthält und diese auch nicht im Herstellungsprozess eingesetzt wurden. Zudem sind Tierversuche zur Herstellung des Produkts verboten. Ebenso dürfen praktisch keine produktionsbedingten Spuren nicht-veganer Produkte vorkommen und es darf keine Gentechnik im Endprodukt enthalten sein. Die Produktion wird regelmäßig überprüft.

ⓘ Ohne das V-Label wäre es kaum möglich, mit Gelatine geklärte Weine oder mit L-Cystein versetzte Mehle als nicht-vegan zu identifizieren.

Veganblume

Die Veganblume (»Vegan Trademark«) wird von der »Vegan Society England« seit 1990 weltweit vergeben und zeichnet vegane Lebensmittel und Kosmetikartikel aus. Folgende Kriterien müssen erfüllt werden:

» Es dürfen keinerlei Tierbestandteile, keine tierischen Nebenprodukte oder aus Tieren gewonnene Rohstoffe im Endprodukt enthalten sein.

» Während der Produktion dürfen keine tierischen Materialien benutzt werden und in keinem Produktionsschritt Tierversuche durchgeführt werden.

» Einzelne Inhaltsstoffe dürfen weder vom Unternehmen selbst noch in dessen Auftrag an Tieren getestet werden.

» Produziert ein Unternehmen parallel nicht-vegane Produkte, müssen alle Maschinen gründlich gereinigt werden, bevor sie wieder mit veganen Inhaltsstoffen in Berührung kommen können.

» Wenn ein Produkt gentechnisch veränderte Bestandteile enthält, muss dies auf der Verpackung gekennzeichnet sein.

EcoVeg

Das EcoVeg-Siegel kennzeichnet vegane Lebensmittel in Bioqualität, die europaweit zertifiziert werden. Für die Vergabe des Siegels muss das Produkt ausschließlich aus pflanzlichen Inhaltsstoffen zusammengesetzt sein sowie ohne technische Hilfsstoffe aus tierischen Organismen produziert werden. Außerdem muss es räumlich und/oder zeitlich streng getrennt von Produkten mit tierischen Inhaltsstoffen hergestellt und räumlich getrennt von nicht-veganen Produkten gelagert werden. Ein weiterer Pluspunkt des Siegels: Es wird immer nur für den Zeitraum eines Jahres vergeben und wird dann neu überprüft.

Vegane Rezepte

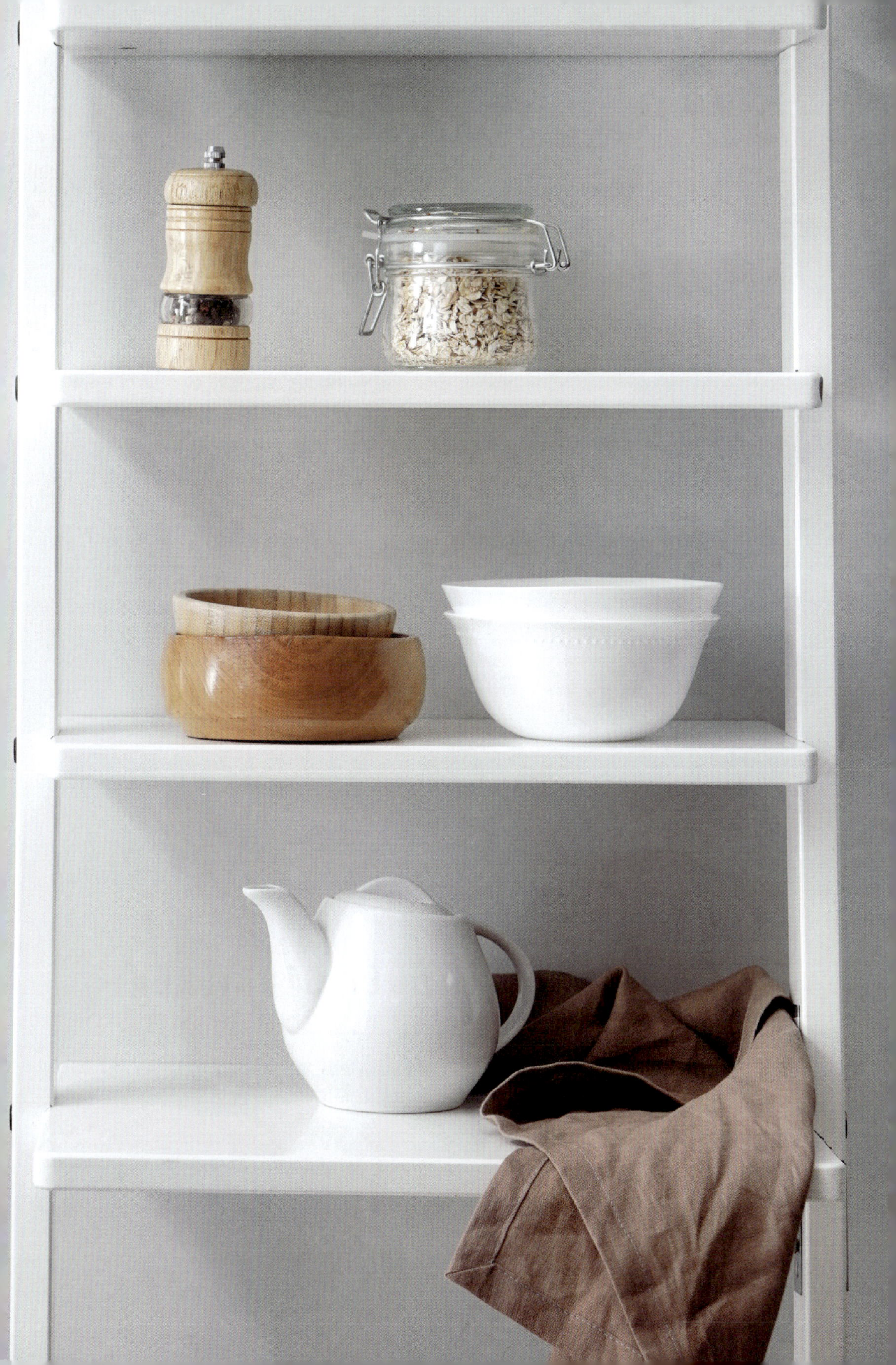

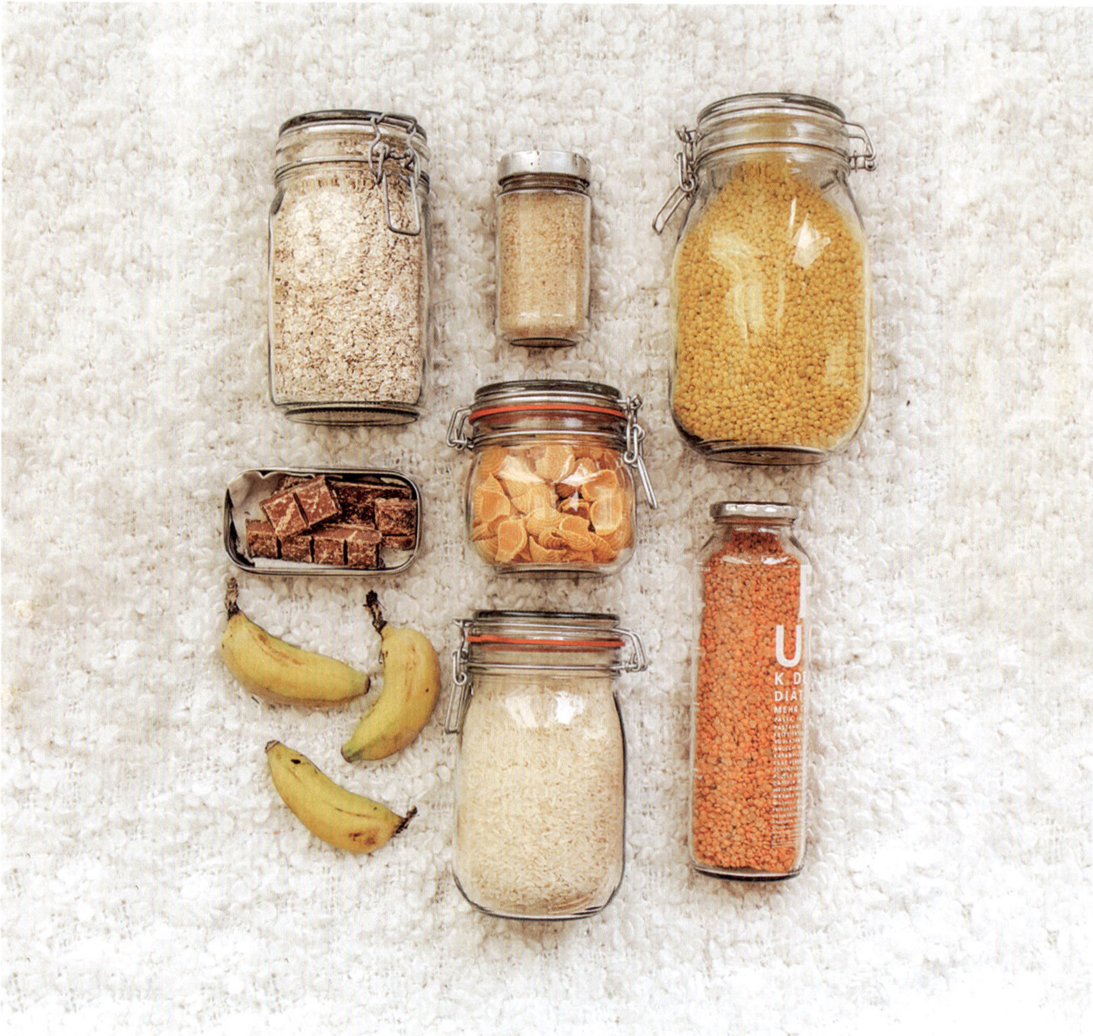

PROBIEREN GEHT ÜBER STUDIEREN

In diesem Kapitel möchte ich ein paar meiner liebsten Rezepte mit dir teilen. Rezepte, die einfach sind, lecker schmecken und auch Nicht-Veganer überzeugen.

← *Nicht nur Veganer*innen sollten protein- und nährstoffreich essen*

Die Auswahl ist mir gar nicht so leicht gefallen. Es gibt so viele leckere Rezepte und ich möchte dir zeigen, wie vielseitig und genussvoll ein veganer Lebensstil ist. Trotzdem habe ich mich auf 18 meiner persönlich liebsten Rezepte beschränkt: fürs nächste Frühstück oder Brunch, deftige Hauptspeisen und süße Desserts. Ich freue mich, wenn dir die Rezepte Inspiration geben, Neues auszuprobieren. Fühl dich dabei frei, Zutaten auszutauschen oder mal mehr oder weniger von etwas zu verwenden – worauf du eben gerade Lust hast oder was dein Kühlschrank hergibt. Habe Freude beim Kochen. Schau, wie die verschiedenen Zutaten miteinander harmonieren und folge deinem ganz persönlichen Geschmack!

Gleich auf den nächsten Seiten findest du Rezepte für Milchalternativen. Die sind so easy zu machen, man kann es fast nicht glauben. Diese Pflanzendrinks sind wichtige Basics in der veganen Küche, denn sie werden oft gebraucht – nicht nur im Müsli oder Kaffee, auch in vielen anderen Rezepten werden sie immer wieder benötigt. Auf welcher Basis, entscheidest du!

Was man beachten sollte: Das verwendete Mus setzt sich nach einer Weile oben an der Flasche ab und es bildet sich eine recht feste Kokosschicht. Mit dem Messer oder einem Löffel kann man sie aber ganz einfach durchstechen und danach nochmal kräftig schütteln. Im warmen Porridge lösen sich die Kokosstückchen auch ideal auf.

REZEPTE IM ÜBERBLICK

» Milchalternativen

» Banane-Mandel-Shake

» Gesunder Schoko-Banane-Frühstückssmoothie

» Knuspriges Granola

» Fluffige Dinkel-Pancakes

» Vanilliger Chiapudding

» Cremiger Avocado-Schokopudding

» 3-2-1-Knoblauch-Walnuss-Pesto

» Saftiges Tofu-Rührei

» Avocadobrot de luxe

» Cremiges Weißwein-Risotto mit Champignons und Salbei

» Saftige Bärlauch-Quiche

» Vegane Spaghetti-Bolognese

» Knuspriger Flammkuchen

» Erfrischender Feta-Salat

» Mein liebster Käsekuchen

» Saftiges Bananenbrot

» Schokotarte

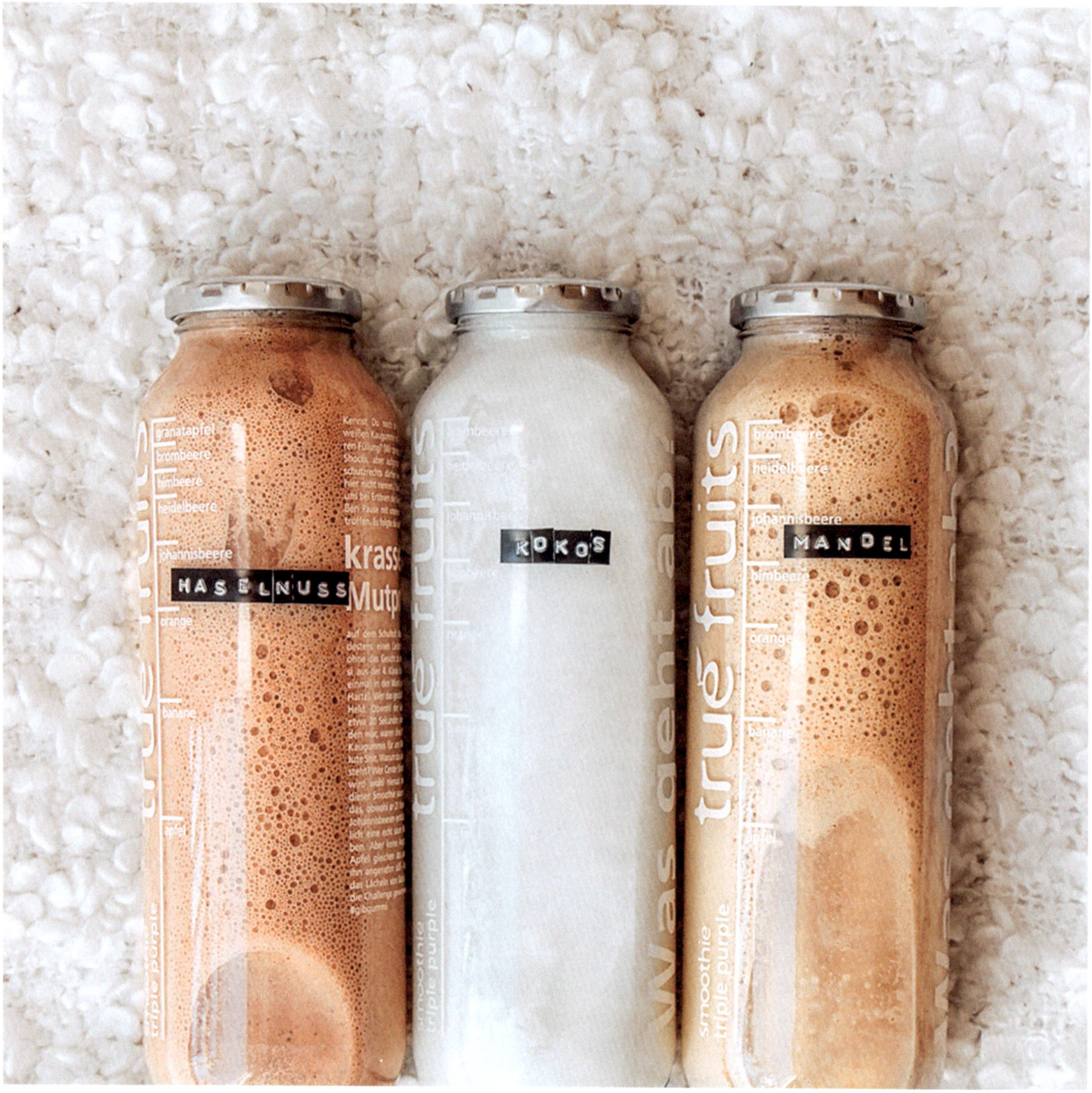

SELBST GEMACHTE MILCHALTERNATIVEN

*Für mich ein wirklicher »Aha-Moment«, als ich herausgefunden habe,
wie einfach man sich seine eigene Pflanzenmilch selbst zubereiten kann.
Die selbst gemachte Milch kann man wie die gekaufte für alles verwenden:
zum Kaffee, im Müsli, für Kuchen oder Smoothies.
Die Vorteile von selbst gemachter Pflanzenmilch sind vielfältig:
super schnell gemacht, schmeckt lecker, günstiger als gekaufte Milch,
etwa 3–4 Tage im Kühlschrank haltbar,
lässt sich geschmacklich nach Belieben verfeinern*

KOKOSMILCH

Ganz lange hatte ich Kokosmus zuhause und wusste nicht so recht, was damit tun? Bis ich im Unverpacktladen einkaufen war und das Schild »Kokosmilch mit Kokosmus selber machen« las. Gesagt getan. Zuhause habe ich endlich Verwendung für das Kokosmus gefunden und herumprobiert. Ich mag die Milch am liebsten zum Porridge, sie zaubert eine wunderbare Kokosnussnote und schmeckt einfach ganz fein.

Für ca. 700 ml Kokosmilch • Zubereitungszeit: 5 Minuten

DU BRAUCHST

4 EL Kokosmus
3 getrocknete Datteln
1 Prise Vanilleessenz/-aroma (optional)

SO WIRD ES GEMACHT

Alle Zutaten mit 700 ml Wasser in einen Mixer geben und 1–2 Minuten auf höchster Stufe pürieren. Dann drei Viertel der Flüssigkeit aus dem Mixer abseihen.

Die restliche Flüssigkeit mit den kleinen Dattelstückchen nochmal 1 Minute auf höchster Stufe pürieren, bis alle Dattelstückchen glatt gemixt sind.

Die fertige Kokosmilch in eine sterilisierte Flasche füllen und im Kühlschrank aufbewahren.

HASELNUSS-/MANDELMILCH

Viel zu lange habe ich die Vielfalt von Nussmus unterschätzt. Es macht sich super im Salatdressing, als Topping für Müsli/Porridge/Smoothie, ist eine tolle Snackalternative zum Beispiel mit Datteln und auch wunderbar für selbst gemachte Pflanzenmilch geeignet.

Für ca. 700 ml Nussmilch • Zubereitungszeit: 5 Minuten

DU BRAUCHST

3 EL Haselnuss-/Mandelmus
3–4 getrocknete Datteln

SO WIRD ES GEMACHT

Alle Zutaten mit 700 ml Wasser in einen Mixer geben und 1 Minute auf höchster Stufe pürieren. Dann drei Viertel der Flüssigkeit aus dem Mixer abseihen.

Die restliche Flüssigkeit mit den kleinen Dattelstückchen nochmal 1 Minute auf höchster Stufe pürieren, bis alle Dattelstückchen glatt gemixt sind.

Die fertige Nuss-/Mandelmilch in eine sterilisierte Flasche füllen und im Kühlschrank aufbewahren.

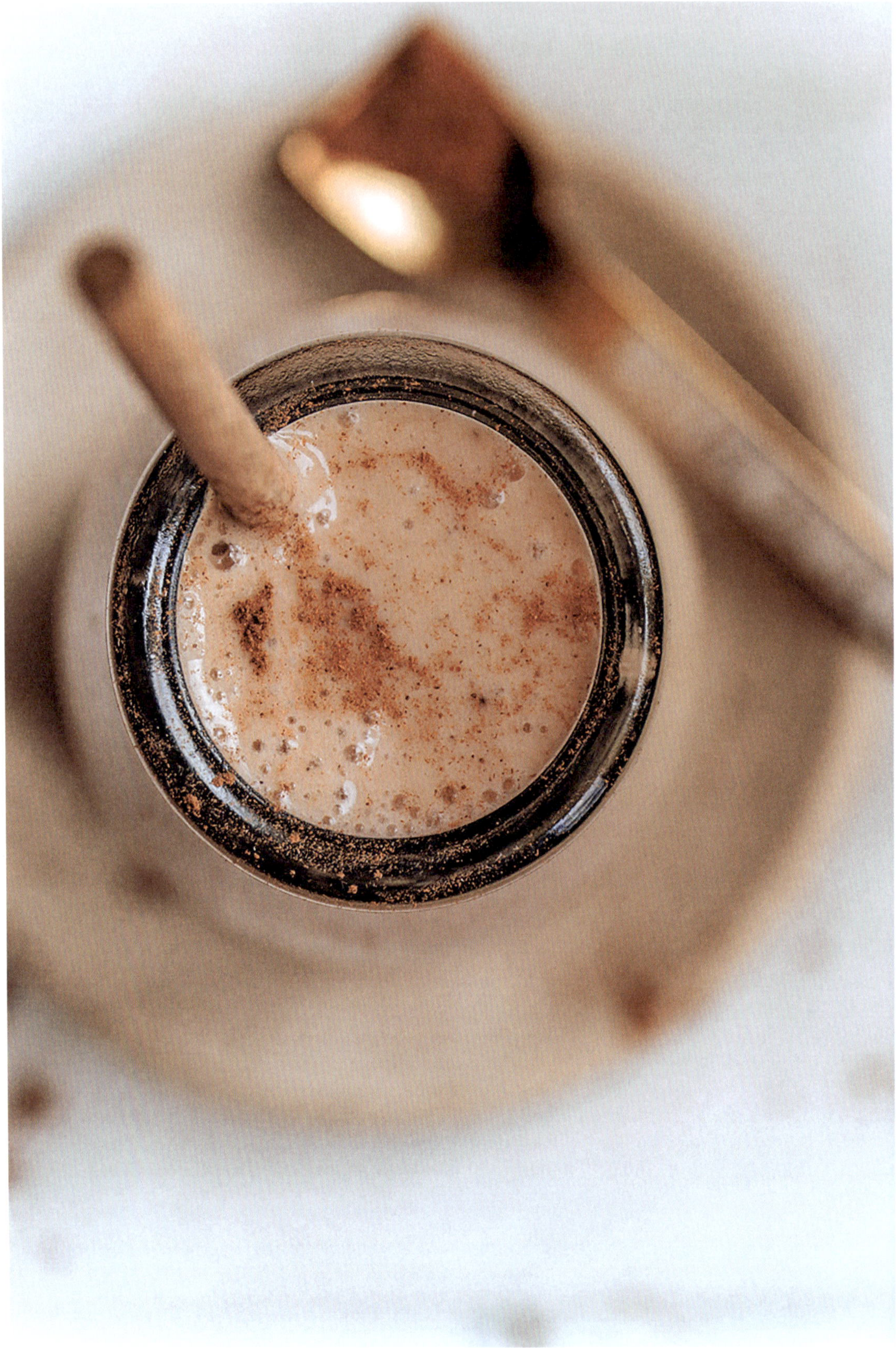

BANANE-MANDEL-SHAKE

Eines meiner liebsten Rezepte, wenn's morgens schnell gehen soll oder du zwischendurch Lust auf ein süßes, gesundes Getränk hast. Die Konsistenz durch die Bananen ist super cremig und der Zimt rundet den Shake wunderbar ab. Das Einzige, was du am Abend zuvor tun musst: die Bananen über Nacht einfrieren, und schon hast du am nächsten Morgen innerhalb von 3 Minuten einen wahnsinnig leckeren Shake. Als Milchalternative kannst du natürlich den Pflanzendrink verwenden, den du persönlich am liebsten magst. Mein Favorit ist selbst gemachte Mandelmilch, das Rezept dazu findest du auf Seite 65.

Für ca. 600 ml Banane-Mandel-Shake • Zubereitungszeit: 3 Minuten

DU BRAUCHST

2 Bananen
400 ml Pflanzendrink nach Wahl
1 EL Zimtpulver
1 EL Macapulver
1 TL Erdmandelpulver

SO WIRD ES GEMACHT

Die Bananen schälen, in Stücke brechen und über Nacht (oder mindestens für ein paar Stunden) im Gefrierschrank tiefkühlen.

Die gefrorenen Bananenstücke anschließend mit den übrigen Zutaten in den Mixer geben und mixen, bis keine Bananenstückchen mehr übrig sind. Je nachdem, ob du es flüssiger oder fester magst – mehr oder weniger Milch verwenden.

Den Shake in ein Glas füllen, mit etwas Zimt bestäuben und noch kalt genießen.

Tipp
Was sind die Vorteile von Maca- und Erdmandelpulver?
Die beiden Zutaten sind kein Muss für den Shake, sorgen aber für eine zusätzliche leckere »erdige« Note und stecken außerdem voller positiver Eigenschaften:
Macapulver ist vitaminreich, nahrhaft und soll zum Beispiel wegen seines hohen Antioxidantienanteils wie Selen oxidativen Stress verhindern und deinen Körper vor freien Radikalen schützen.
Erdmandelpulver ist außerdem reich an Ballaststoffen, ungesättigten Fettsäuren und leicht verdaulichem Eiweiß. Probiere es doch mal aus!

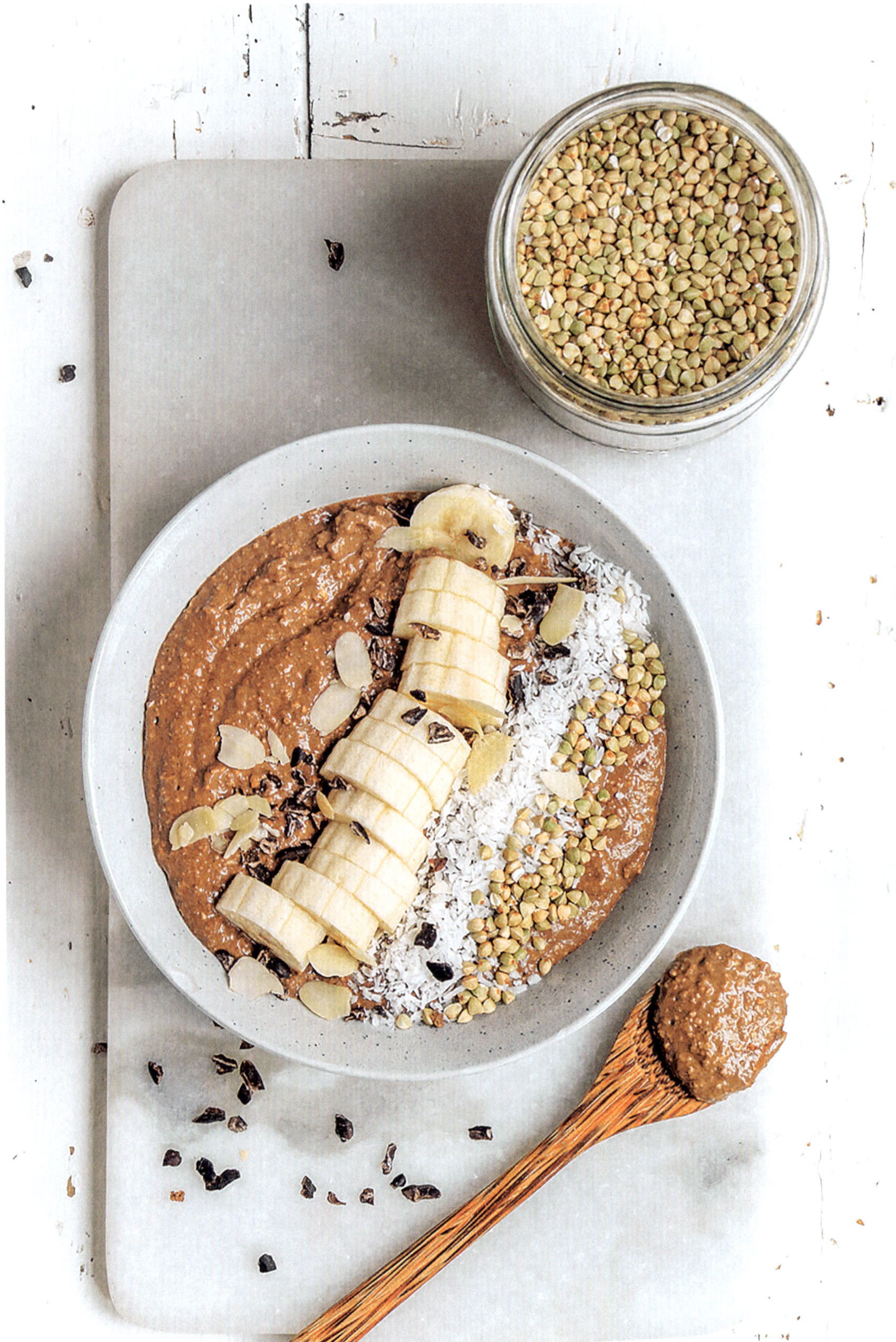

GESUNDER SCHOKO-BANANE-FRÜHSTÜCKSSMOOTHIE

Wie du vielleicht schon erkannt hast, ist es mir bei den Frühstücksrezepten wichtig, dass sie schnell gehen. Denn wenn wir ehrlich sind, haben wir morgens meist nicht so viel Zeit und Muße, um ein aufwendiges Frühstück zu zaubern. Trotzdem wollen wir gestärkt und zufrieden in den Tag starten und dafür ist mein gesunder Schoko-Banane-Frühstückssmoothie perfekt. Auch für unterwegs ist der Frühstückssmoothie super: Du kannst ihn ganz einfach ohne Probleme in einer auslaufsicheren Box mit zur Arbeit nehmen und dort genießen!

Für 1 große Bowl • Zubereitungszeit: 5 Minuten

DU BRAUCHST

2 Bananen
110 g Haferflocken
2 EL Kakaopulver
2 EL Zimtpulver
1 EL Mandelmus oder anderes Nussmus nach Wahl
130 ml Pflanzendrink nach Wahl (nach Belieben mehr)
Topping nach Wahl (z. B. Buchweizenkeimlinge, Kokosraspeln, Kakaonibs, Mandelblättchen, Banane, gefrorene Beeren etc.)

SO WIRD ES GEMACHT

Bananen schälen und zusammen mit den übrigen Zutaten (außer dem Topping) in einen Mixer geben. Auf höchster Stufe zu einem cremigen Smoothie vermengen. Je nach Belieben noch mehr Milch zufügen.

Den Smoothie in eine Schüssel füllen und mit beliebigem Topping garnieren.

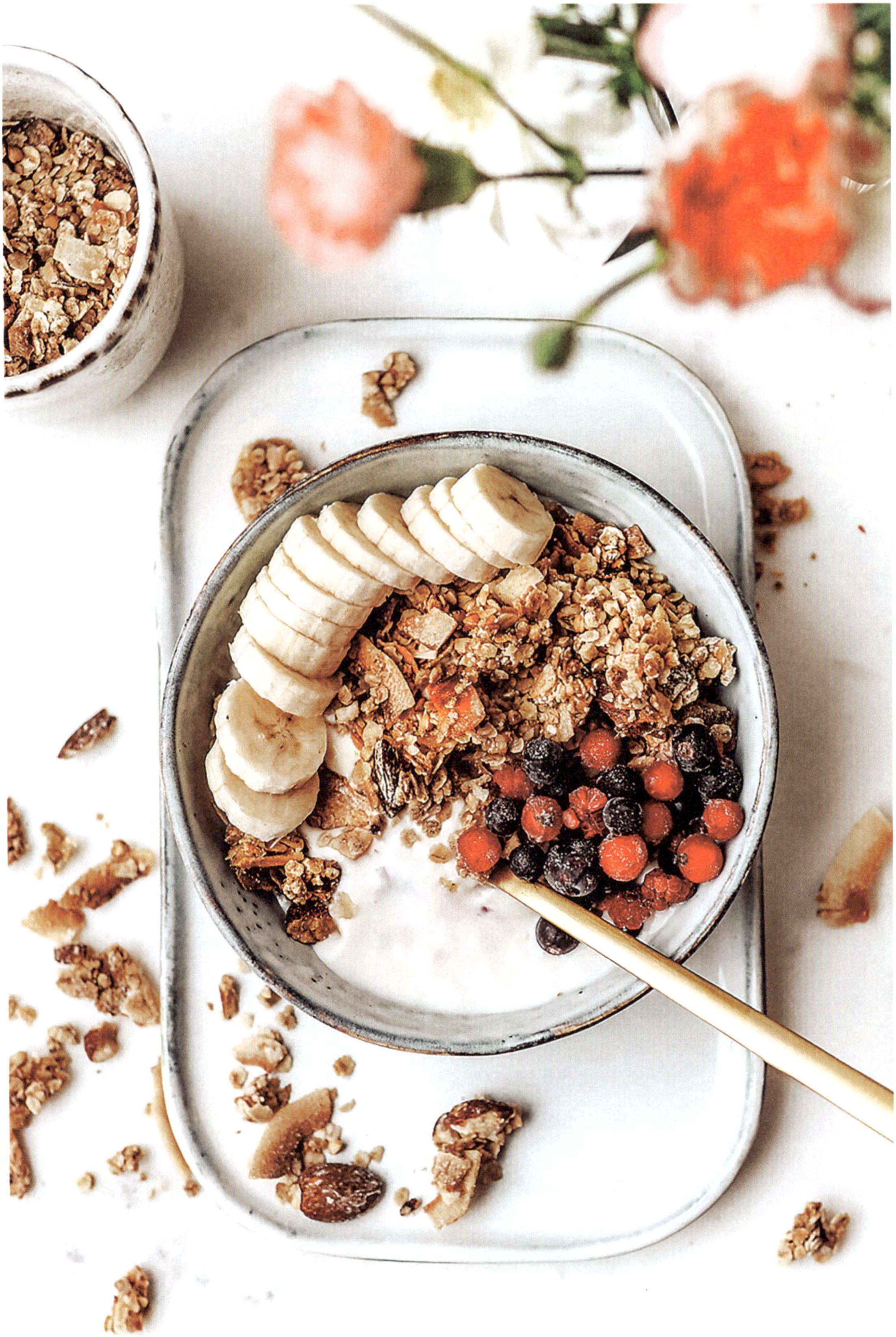

KNUSPRIGES KOKOS-BUCHWEIZEN-GRANOLA

Nom nom nom. Wenn du gerne Müsli zum Frühstück isst, habe ich hier das perfekte Rezept für dich. Es ist wahnsinnig wandelbar (du kannst die Zutaten nach Belieben abwandeln) und zudem noch viel gesünder und leckerer als gekauftes Müsli. Einmal gemacht, hast du einen feinen Vorrat für die nächsten Tage und kannst dein neues Lieblingsgranola zu pflanzlichem Joghurt, Milch oder auch einfach mal zwischendurch snacken. Aber überzeuge dich selbst!

Für 2 große Weckgläser • Zubereitungszeit: 10 Minuten + ca. 35 Minuten Backzeit

DU BRAUCHST

600 g Haferflocken
100 g Kokoschips
50 g Kokosraspel
100 g Buchweizen
1 Prise Salz
140 g Kokosöl
4 EL Ahornsirup plus etwas mehr nach Geschmack
Zum Essen: ein bisschen veganen Joghurt oder Pflanzenmilch, Obst nach Belieben und Saison

Tipp
Behalte dein Granola während des Backens im Blick, es kann schnell zu braun werden. Je nach Backofen dauert das Backen mal länger oder kürzer. Du kannst nach etwa 15 Minuten dein Granola auch mit einer Alufolie abdecken, damit es nicht zu dunkel wird. Für besonders große, crunchige Granolastücke: Verteile nach dem Backen nochmal 1–2 EL Ahornsirup über dem noch heißen Granola.

SO WIRD ES GEMACHT

Die Haferflocken, die Kokoschips, die Kokosraspel, den Buchweizen und das Salz in einer großen Schüssel miteinander vermischen.

Das Kokosöl in einer kleinen Pfanne erhitzen und unter die Granola-Mischung mengen. Dann den Ahornsirup zugeben und alles nochmals durchmischen.

Das Granola im Backofen auf zwei mit Backpapier ausgelegten Backblechen etwa 35 Minuten bei 180 °C Ober-/Unterhitze backen.

Das fertig gebackene Granola aus dem Ofen nehmen, nochmal einen Schuss Ahornsirup über das Granola gießen. Dann abkühlen lassen.

Für den Granola-Genuss das Granola mit etwas Pflanzenmilch oder Joghurt nach Wahl anrichten. Obst und Beeren in kleine Stücke schneiden und das Granola damit garnieren.

Das restliche Granola in sterilisierte große verschließbare Weckgläser füllen, dort ist es ohne Probleme 1 Woche haltbar (aus Erfahrung denke ich aber, dass es schon viel früher aufgebraucht ist).

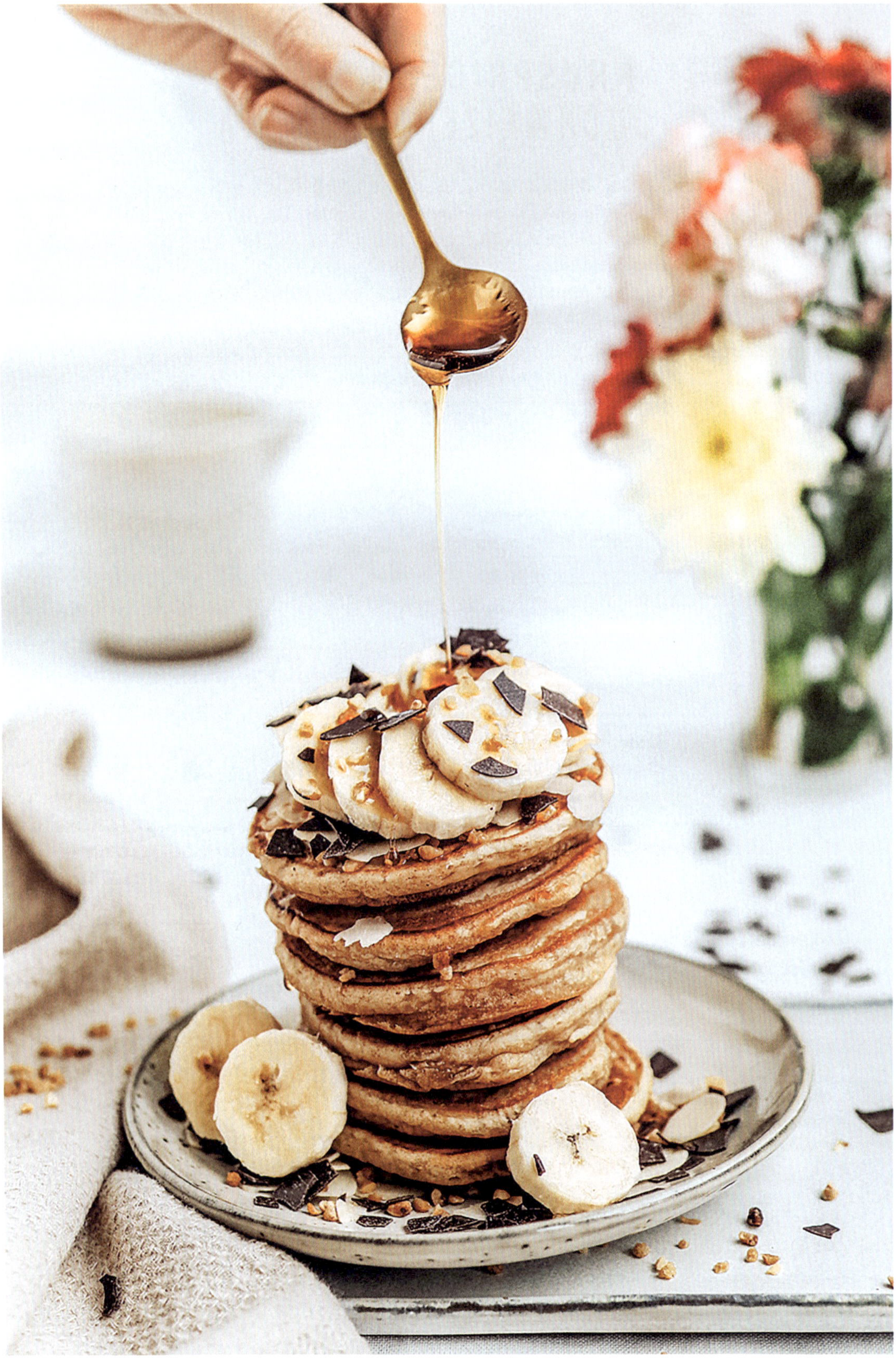

FLUFFIGE DINKEL-PANCAKES

Eines meiner allerliebsten Frühstücksrezepte für gemütliche Sonntage oder wenn man unter der Woche besonders schlemmen möchte. Das Rezept ist vor vielen Jahren zufällig im Urlaub in Österreich entstanden, als ich nur wenige Zutaten zur Hand hatte und einfach mal drauf los probiert habe. Herausgekommen ist ein wunderbar fluffiges Pancake-Rezept mit nur ganz wenigen Zutaten, die man eigentlich immer zu Hause hat. Weniger ist oftmals mehr, hehe! Die Pancakes kannst du nach Wunsch klassisch mit Ahornsirup oder Apfelmus essen. Aber auch mit Schokocreme, Beeren oder Banane schmecken sie wunderbar!

Für 9–10 Pancakes • Zubereitungszeit: 15 Minuten

DU BRAUCHST

170 g Dinkelmehl (z. B. Type 630)
1 EL Backpulver
2 EL (Kokosblüten-)Zucker
200 ml Pflanzendrink nach Wahl
etwas Kokosöl

SO WIRD ES GEMACHT

Das Mehl, das Backpulver und den Zucker in einer Schüssel vermengen. Dann den Pflanzendrink vorsichtig unterrühren.

1 TL Kokosöl in einer Pfanne erhitzen. Die Pancakes darin portionsweise ausbacken, bis sie von beiden Seiten schön goldbraun sind. Kokosöl nach Bedarf zugeben.

Mit beliebigem Topping garnieren und warm genießen.

Tipp
Pro Pancake empfehle ich 1–2 EL Teig, denn je kleiner und dicker die Pancakes, desto fluffiger werden sie am Ende.

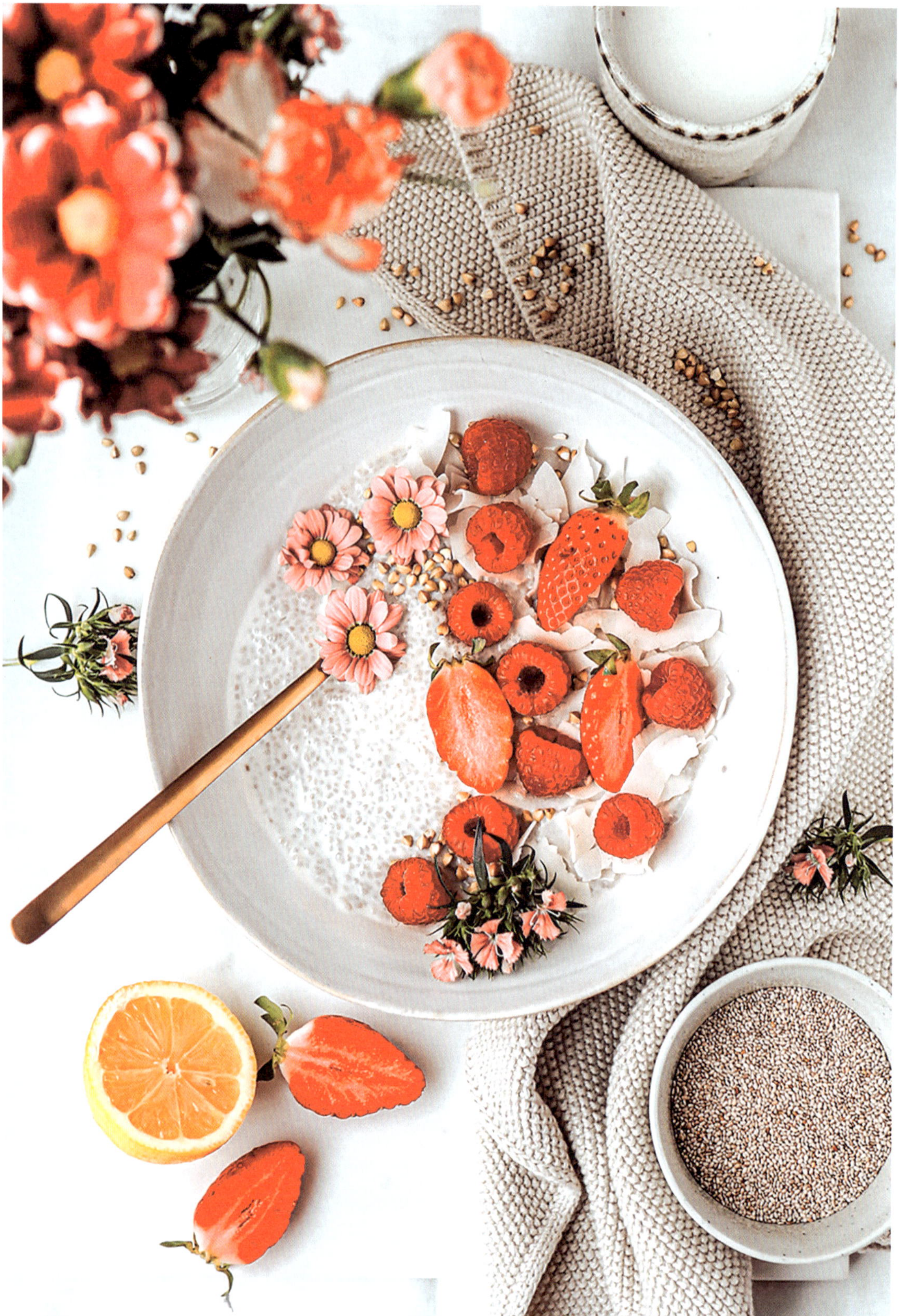

VANILLIGER CHIAPUDDING

Chiapudding habe ich tatsächlich erst vor Kurzem wieder neu für mich entdeckt. Früher habe ich ihn gern und oft gegessen, dann eine Weile (ungerechterweise) aus den Augen verloren und jetzt ist meine Liebe quasi wieder neu entfacht. Besonders lecker finde ich den Chiapudding, wenn man ihn mit Vanillejoghurt kombiniert.

Für 1 Portion • Zubereitungszeit: 3 Minuten

DU BRAUCHST

4 EL Chiasamen
125 ml Pflanzendrink nach Wahl
5 EL veganer Vanillejoghurt
Topping nach Wahl (z. B. 1 Handvoll Kokoschips, Buchweizenkeimlinge, 1 Handvoll Beeren)

SO WIRD ES GEMACHT

Die Chiasamen mit dem Pflanzendrink vermengen und gut verrühren. Die Chiasamen ein paar Minuten quellen lassen, zwischendurch immer wieder umrühren, damit sich keine Klümpchen bilden.

Wenn der Chiapudding angedickt ist, 5 EL Vanillejoghurt unterrühren.

Mit Toppings nach Wahl genießen!

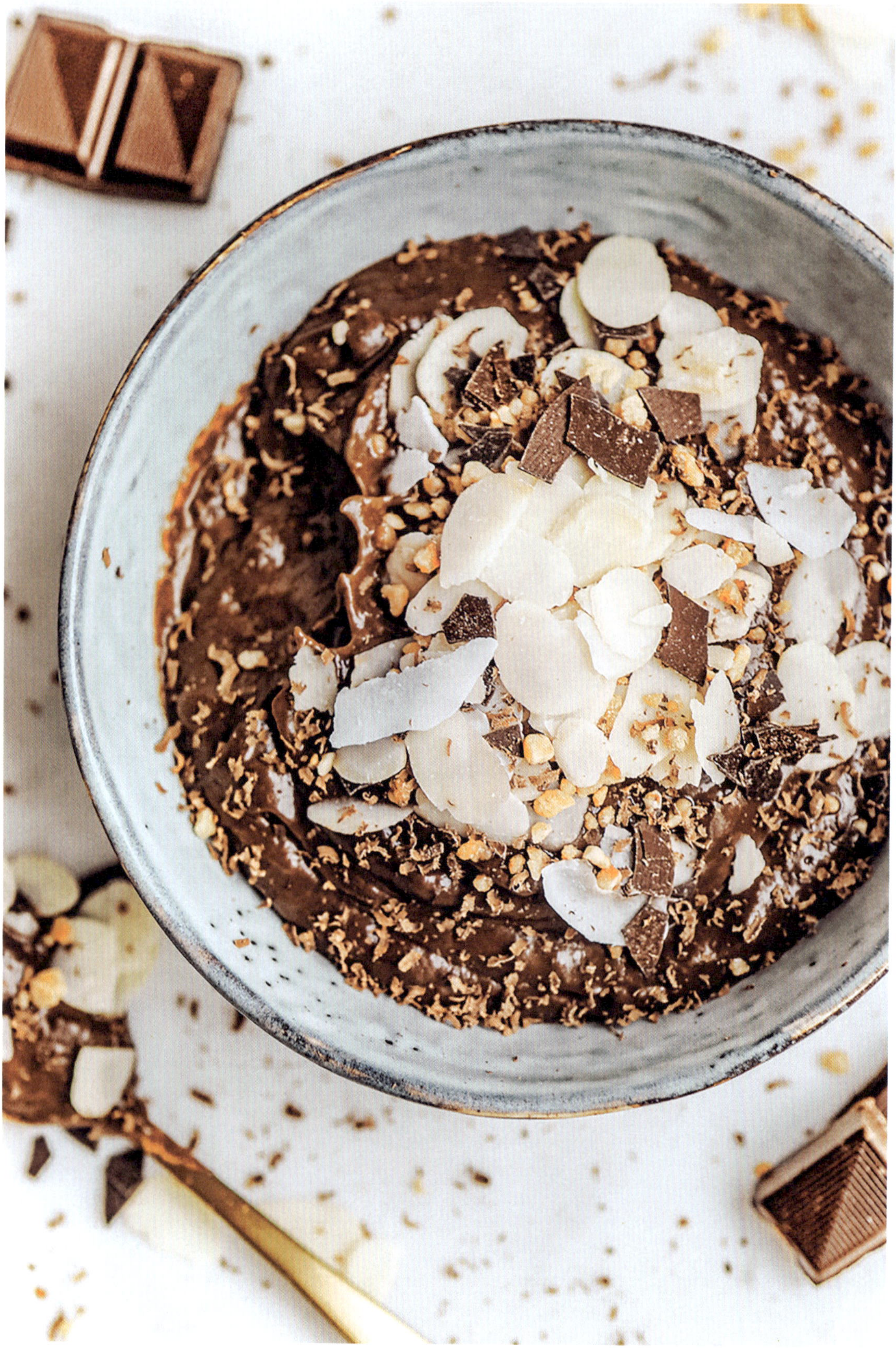

CREMIGER AVOCADO-SCHOKOPUDDING

Vielleicht denkst du dir gerade: »Avocado im Schokopudding – wie soll das denn schmecken?«. Aber mach' dir keine Sorgen und überzeuge dich selbst: Durch die Avocado wird der Pudding unfassbar cremig und die Avocado selbst schmeckt man am Ende gar nicht heraus, versprochen! Der Pudding ist für mich ein Lebensretter, wenn ich zwischendurch Lust auf Süßes habe, aber keinen ungesunden fertigen Pudding essen möchte. Außerdem ist er innerhalb von 2 Minuten fertig und deshalb perfekt, wenn du gerade »ganz schnell« etwas Süßes brauchst.

Für 1 Portion • Zubereitungszeit: 2 Minuten

DU BRAUCHST

1 reife Avocado
1 Banane, geschält
2 EL Kakaopulver
2 EL Ahornsirup
2 EL Haselnussmus
40 ml Pflanzendrink nach Wahl (ich empfehle Haselnussmilch)
Topping nach Wahl (z. B. Kokosflocken, Buchweizenkeimlinge, Schokoraspeln)

SO WIRD ES GEMACHT

Die Avocado entkernen und das Fruchtfleisch in einen hohen Rührbecher geben.

Die anderen Zutaten zufügen und mit einem Stabmixer solange mixen, bis ein wunderbar cremiger Schokopudding entsteht. Fertig ist dein selbst gemachter Schokopudding!

Den Pudding in eine Schüssel füllen und mit allem garnieren, was dein Herz gerade begehrt.

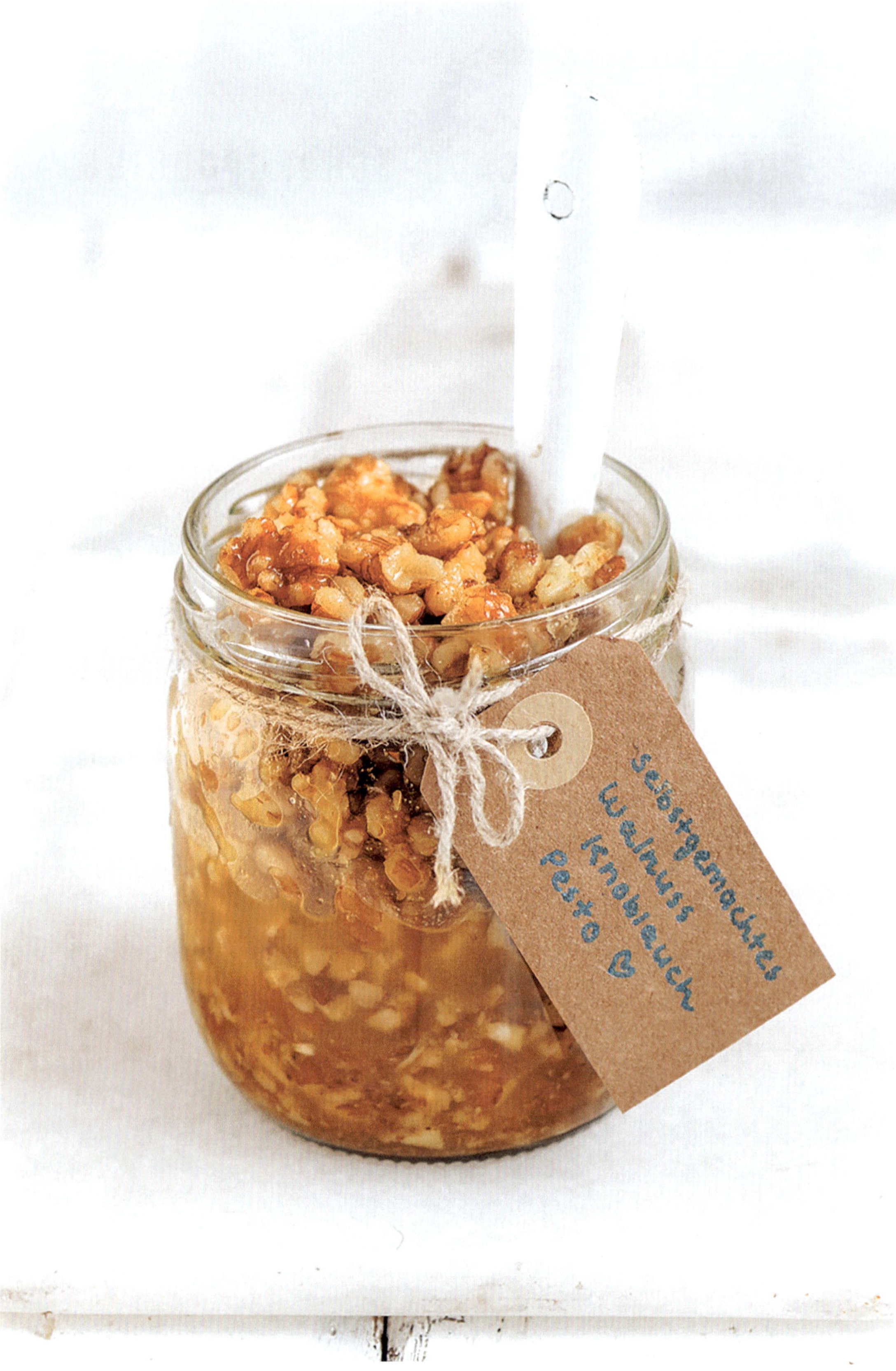
Selbstgemachtes
Walnuss
Knoblauch
Pesto

3-2-1-KNOBLAUCH-WALNUSS-PESTO

Das Rezept habe ich deshalb so genannt, weil es in null Komma nichts fertig und wahnsinnig unkompliziert ist. Auf geröstetem Brot schmeckt es unglaublich fein und auch in Pasta ist es bei mir ein gern gesehener Gast.

Für 2 Weckgläser à ca. 350 ml • Zubereitungszeit: 5 Minuten

DU BRAUCHST

6 Zehen Knoblauch
400 g Walnusskerne
200 ml Rapsöl
1 ½ gestr. TL Salz

SO WIRD ES GEMACHT

Den Knoblauch abziehen und hacken. Dann zusammen mit den Walnusskernen im Mixer nicht zu fein zerkleinern.

Das Öl unterrühren und mit dem Salz abschmecken.

Das Pesto in sterilisierte Gläser füllen und im Kühlschrank aufbewahren. Es hält gekühlt aufbewahrt ohne Probleme 2 Wochen.

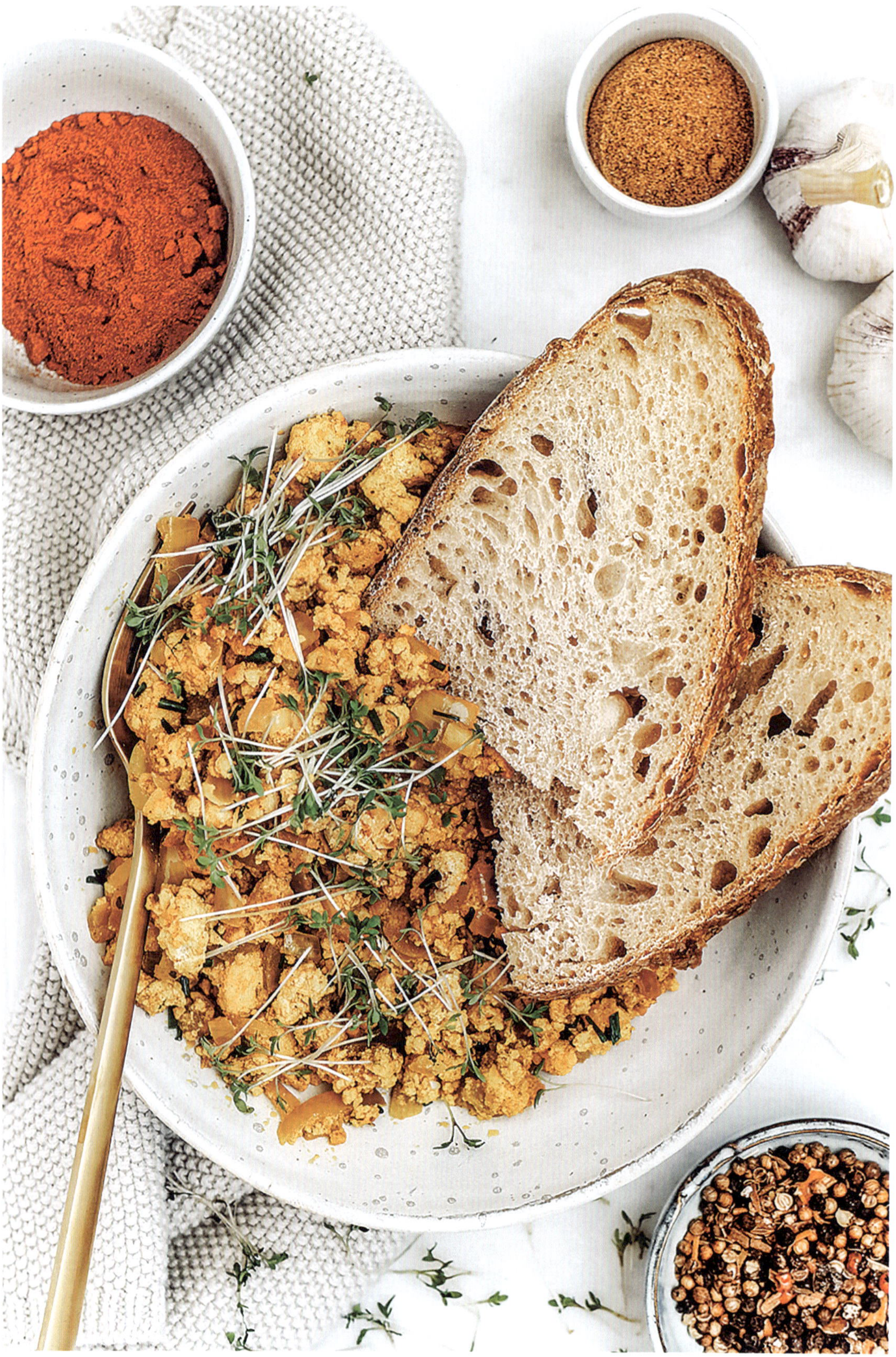

SAFTIGES TOFU-RÜHREI

Magst du es lieber deftig am Morgen? Dann wirst du dieses Rührei-Rezept lieben! Besonders lecker schmeckt es, wenn man den Tofu leicht knusprig in der Pfanne anbrät. Der Sojajoghurt macht die vegane Eierspeise besonders cremig und das Kala-Namak-Salz sorgt für den authentischen Eigeschmack – hmm!

Für 2 Portionen • Zubereitungszeit: ca. 20 Minuten

DU BRAUCHST

300 g Naturtofu
Rapsöl zum Braten
1 mittelgroße Zwiebel
½ TL Kurkumapulver
2 TL Paprikapulver
1 gestr. TL Muskatnuss
1 TL Kräuter der Provence
Salz
Pfeffer
140 g ungesüßten Sojajoghurt
Kala-Namak-Salz
2 EL Hefeflocken
Schnittlauch und/oder Kresse zum Garnieren

SO WIRD ES GEMACHT

Den Naturtofu abtropfen lassen und leicht zerbröseln. Mit Rapsöl für einige Minuten stark in der Pfanne anbraten.

Währenddessen die Zwiebel schälen und in kleine Würfel hacken. In die Pfanne zum Tofu geben und einige Minuten bei mittlerer Temperatur glasig anschwitzen. Den gebratenen Tofu mit dem Kurkumapulver, dem Paprikapulver, Muskatnuss, den Kräutern der Provence, Salz und Pfeffer würzen.

Den Sojajoghurt hinzugeben und bei mittlerer Temperatur ein wenig einköcheln lassen, bis die für dich perfekte Rührei-Konsistenz entsteht.

Das vegane Rührei mit Kala-Namak-Salz und den Hefeflocken abschmecken. Mit geröstetem Brot anrichten und mit Schnittlauch und/oder Kresse garnieren.

Tipp
Mit etwas geröstetem Brot und frischem Schnittlauch oder Kresse schmeckt das Tofu-Rührei besonders fein. Auch hier gilt: Würze, wie es dir am besten schmeckt. Verwende mehr oder weniger Kräuter, experimentiere mit der für dich perfekten Menge an Kala Namak und füge gerne noch Tomaten, Pilze oder Paprika hinzu, falls du darauf Lust hast!

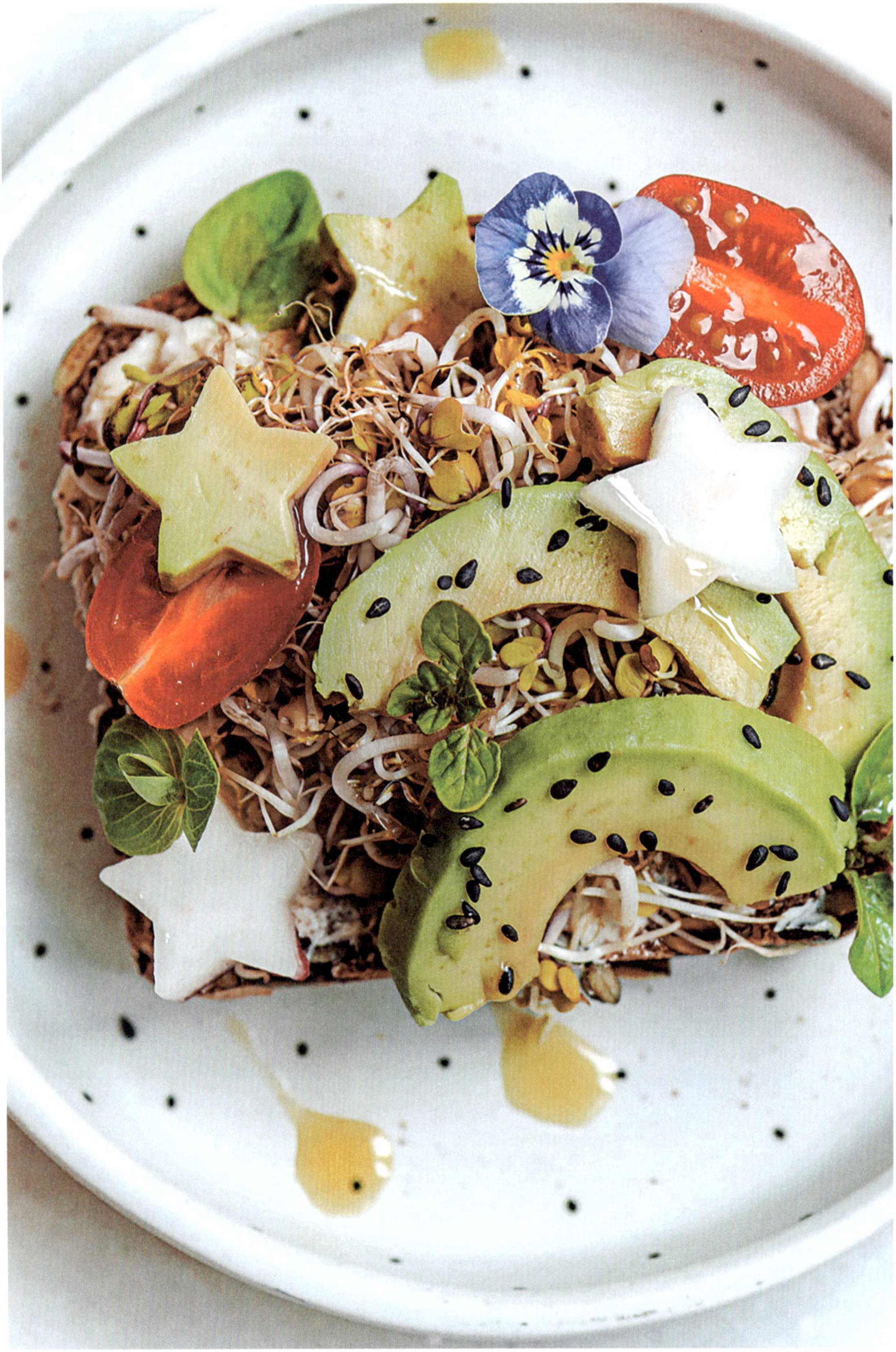

AVOCADOBROT DE LUXE

Ein einfaches Brot in einem Buch? Oh ja, denn viel zu oft finden wir ein »einfaches Brot« langweilig und unterschätzen das Potenzial von einer wahnsinnig leckeren, vielfältig belegten Scheibe Brot. Deshalb hat es mein Avocadobrot de luxe auch in das Buch geschafft: weil es einmal mehr zeigt, wie lecker das scheinbar Unauffällige sein kann.

Für 2 Portionen • Zubereitungszeit: ca. 8 Minuten

DU BRAUCHST

1 Avocado
2 Radieschen
3 Cherrytomaten
2 Scheiben Brot deiner Wahl
veganer Frischkäse zum Bestreichen
1 kleine Handvoll Sprossen (z. B. Brokkolisprossen)
schwarze Sesamsaat
etwas Trüffelöl zum Garnieren

SO WIRD ES GEMACHT

Die Avocado halbieren und entsteinen. Anschließend die Schale abziehen und das Fruchtfleisch in Scheiben schneiden. Die Radieschen und die Cherrytomaten waschen. Die Tomaten vierteln, die Radieschen in Scheiben schneiden (und daraus zum Beispiel Sterne ausstechen).

Das Brot knusprig toasten. Anschließend mit Frischkäse bestreichen und mit Avocado, Radieschen und Cherrytomaten belegen.

Zum Schluss mit Sprossen, schwarzem Sesam und etwas Trüffelöl garnieren und genießen!

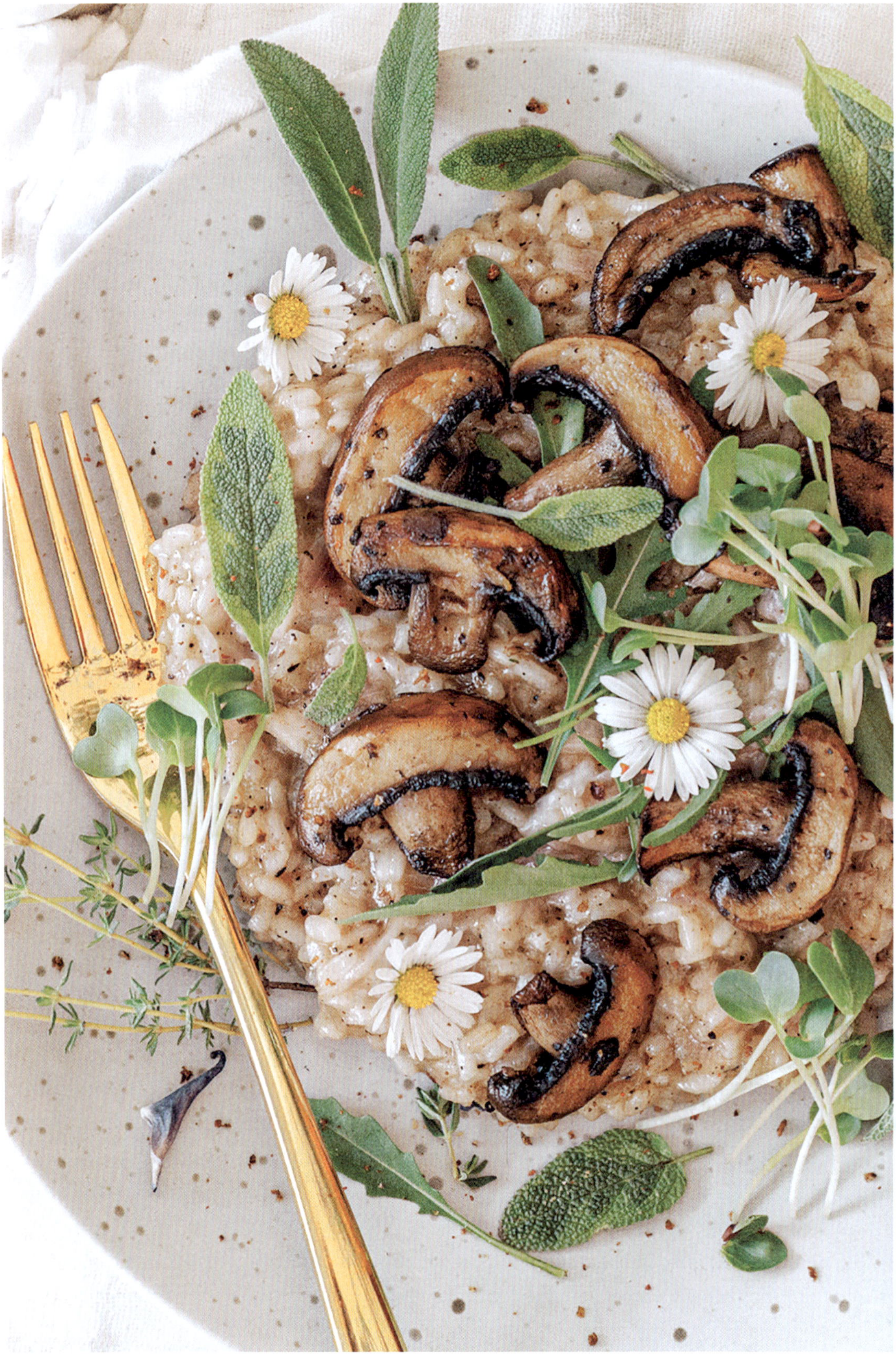

CREMIGES WEISSWEIN-RISOTTO MIT CHAMPIGNONS UND SALBEI

Wo sind die Risottofans? Für mich ist Risotto seit langer Zeit ein absolutes Wohlfühlgericht nach einem langen Tag. Du kannst das Risotto natürlich gern von den Zutaten her abwandeln, ich persönlich mag gerade die Kombination aus cremigem Risotto gemeinsam mit den kross gebratenen Pilzen sehr gern.

Für 2–3 Personen • Zubereitungszeit: ca. 40 Minuten

DU BRAUCHST

1 Zwiebel
40 ml Olivenöl plus etwas mehr für die Pilze
250 g Risottoreis
150 g trockener Weißwein
3 Handvoll Champignons
Salz
Pfeffer
700 ml heiße Gemüsebrühe
1 Handvoll Salbeiblätter
20 g Margarine
etwas Zitronensaft
Risottogewürz (optional; ich mag z. B. das Gewürz »Trüffelglück« von Herbaria sehr)
Hefeflocken, veganer Parmesan oder ein paar zusätzliche Sprossen zum Garnieren (optional)

SO WIRD ES GEMACHT

Die Zwiebel schälen und klein schneiden. In einem großen Topf im Olivenöl 2 Minuten glasig anschwitzen. Dann den Risottoreis 1 Minute unterrühren. Mit dem Wein ablöschen und unter Rühren bei mittlerer Temperatur vollständig einkochen lassen.

Währenddessen die Pilze putzen und in 1 cm dicke Scheiben schneiden. Diese in einer Pfanne mit etwas Öl scharf anbraten. Mit Salz und Pfeffer würzen.

Das Risotto mit etwas heißer Brühe aufgießen, bis der Reis knapp bedeckt ist. Die Salbeiblätter waschen und trockentupfen. Ein paar Blätter zum Garnieren aufbewahren. Die übrigen Blätter in dünne Streifen schneiden und dem Risotto untermischen. Bei mittlerer Temperatur 20–25 Minuten garen, dabei nach und nach die heiße Brühe zugießen und immer wieder umrühren.

Zum Schluss die Margarine unter das Risotto rühren. Mit Salz, Pfeffer und Gewürzen nach Wahl abschmecken.

Das fertige Risotto auf Teller verteilen. Mit den Pilzen und ein paar frischen Salbeiblättern garnieren. Nach Belieben noch mit etwas veganem Parmesan, Hefeflocken oder Sprossen toppen.

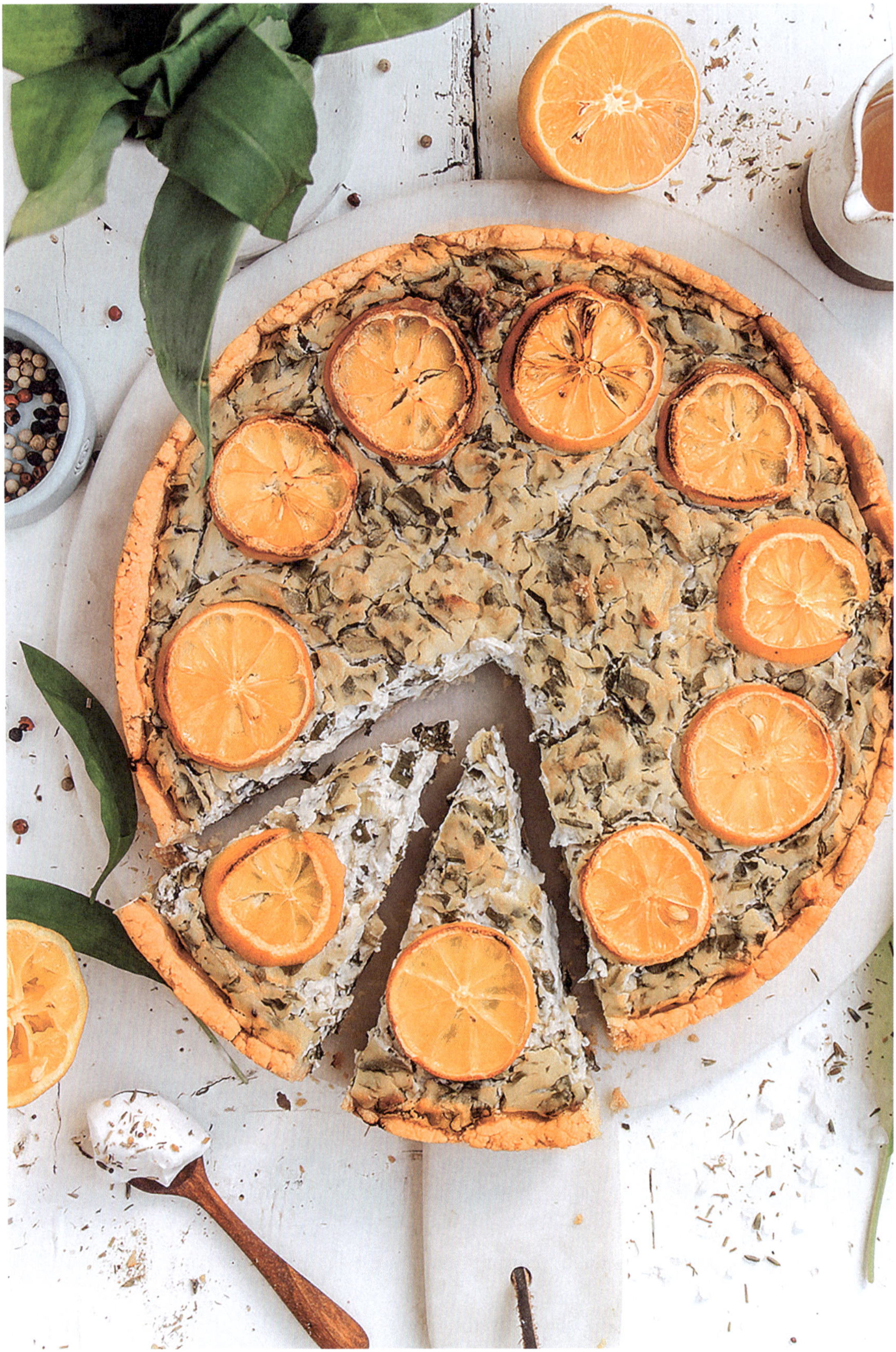

SAFTIGE BÄRLAUCH-QUICHE

Quiche finde ich ein unglaublich vielfältiges und einfaches Gericht, das man nach Belieben und Saison abwandeln kann. Wenn Bärlauch gerade keine Saison bei dir hat, kannst du ihn auch ohne Probleme beispielsweise durch halbierte Cherrytomaten oder Spinat ersetzen. Auch kalt schmeckt die Quiche sehr fein und hat mich deshalb schon bei gemütlichen Picknicken im Park und generell unterwegs oft begleitet.

Für 4–6 Personen • Zubereitungszeit: 30 Minuten + 1 Stunde Ruhezeit + 50 Minuten Backzeit

---

DU BRAUCHST

Für den Teig

250 g Weizenmehl Type 405
125 g kalte Margarine plus etwas mehr für die Form
50 g veganer Quark
½ TL Salz

Für die Füllung

100 g Bärlauch
1 Zwiebel
300 g veganer Frischkäse (ich verwende meist »Streichgenuss Kräuter« von Simply V)
400 g Seidentofu
2 EL Hefeflocken
2 EL Kräuter der Provence
Salz
Pfeffer
ein paar Spritzer Zitronensaft
etwas Ahornsirup

Zum Garnieren

1 in dünne Scheiben geschnittene unbehandelte Zitrone (optional)

SO WIRD ES GEMACHT

Alle Zutaten für den Teig mit 2 EL eiskaltem Wasser vermengen und zu einem Mürbeteig verarbeiten. Zu einer Kugel formen und in Frischhaltefolie gerollt 1 Stunde im Kühlschrank ruhen lassen.

In der Zwischenzeit für die Füllung den Bärlauch waschen, trockenschütteln und in ganz feine Streifen schneiden. Die Zwiebel schälen und fein würfeln. Den Frischkäse gemeinsam mit dem Seidentofu und den Hefeflocken mixen, bis eine cremige Masse entsteht. Den Bärlauch und die Zwiebel vorsichtig unterheben und die Creme mit den Kräutern, Salz, Pfeffer, Zitronensaft und etwas Ahornsirup abschmecken. Den Backofen auf 180 °C Ober-/Unterhitze vorheizen.

Den Teig nach 1 Stunde in eine gut gefettete Springform (Ø 26 cm) drücken, dabei einen 5 cm breiten Rand formen. Anschließend die Füllung gleichmäßig darin verstreichen. Mit den dünn geschnittenen Zitronenscheiben belegen.

Die Quiche etwa 50 Minuten backen und mit der Stäbchenprobe testen, ob sie durchgebacken ist. Dann aus dem Ofen nehmen und vor dem Anschneiden mindestens 10 Minuten ruhen lassen.

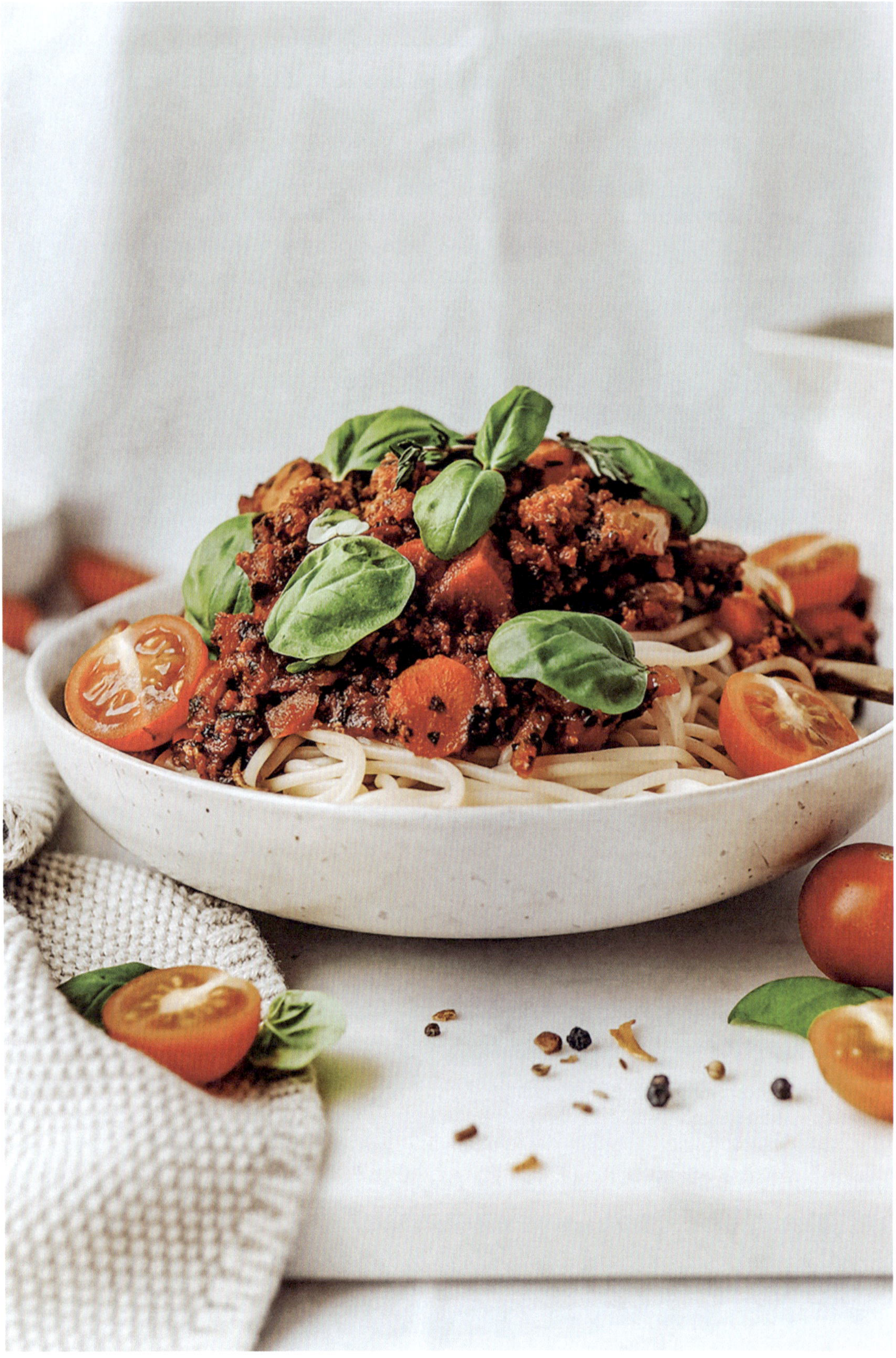

VEGANE SPAGHETTI-BOLOGNESE

Da ich ein ganz großer Fan von Pasta in allen Formen und Varianten bin, darf natürlich auch eine klassische Spaghetti Bolognese in diesem Buch nicht fehlen. Durch allerlei Gewürze und den Rotwein wird die Bolognese-Sauce besonders aromatisch und hat auch schon einige »Fleischesser« überzeugt!

Für 2–3 Personen • Zubereitungszeit: ca. 40 Minuten

DU BRAUCHST

200 g Spaghetti oder andere Nudeln deiner Wahl
Salz
1 Packung Naturtofu (300 g)
4 EL Olivenöl
3 Karotten
½ Paprikaschote
2 mittelgroße Zwiebeln
3 EL Tomatenmark
2 EL Sojasauce
680 g passierte Tomaten
2 EL Vollrohrzucker
½ TL Paprikapulver
¼ TL Cayennepfeffer
Pfeffer
Gewürze nach Geschmack (z. B. Thymian, Oregano, Majoran, Rosmarin)
1 Handvoll Cherrytomaten plus Basilikumblätter zum Garnieren

SO WIRD ES GEMACHT

Die Nudeln in gesalzenem Wasser nach Packungsangabe al dente kochen. Anschließend abgießen.

Den Tofu mit der Gabel in kleine Stücke zerkrümeln und in einer heißen Pfanne im Olivenöl einige Minuten scharf anbraten. In der Zwischenzeit die Karotten und die Paprika waschen und in feine Würfel schneiden. Die Zwiebeln schälen und klein hacken. Das Gemüse zusammen mit dem Tomatenmark und der Sojasauce zum Tofu geben. Die Mischung für etwa 10 Minuten bei mittlerer Temperatur anbraten.

Danach die passierten Tomaten angießen. Die Tofu-Bolognese mit dem Zucker, dem Paprikapulver, dem Cayennepfeffer, Salz und Pfeffer würzen und für weitere 10–15 Minuten köcheln lassen, bis die gewünschte Konsistenz erreicht ist.

Die gekochten Nudeln unter die Bolognese mischen. Mit Kräutern verfeinern und mit einer Handvoll Cherrytomaten und etwas Basilikum garnieren.

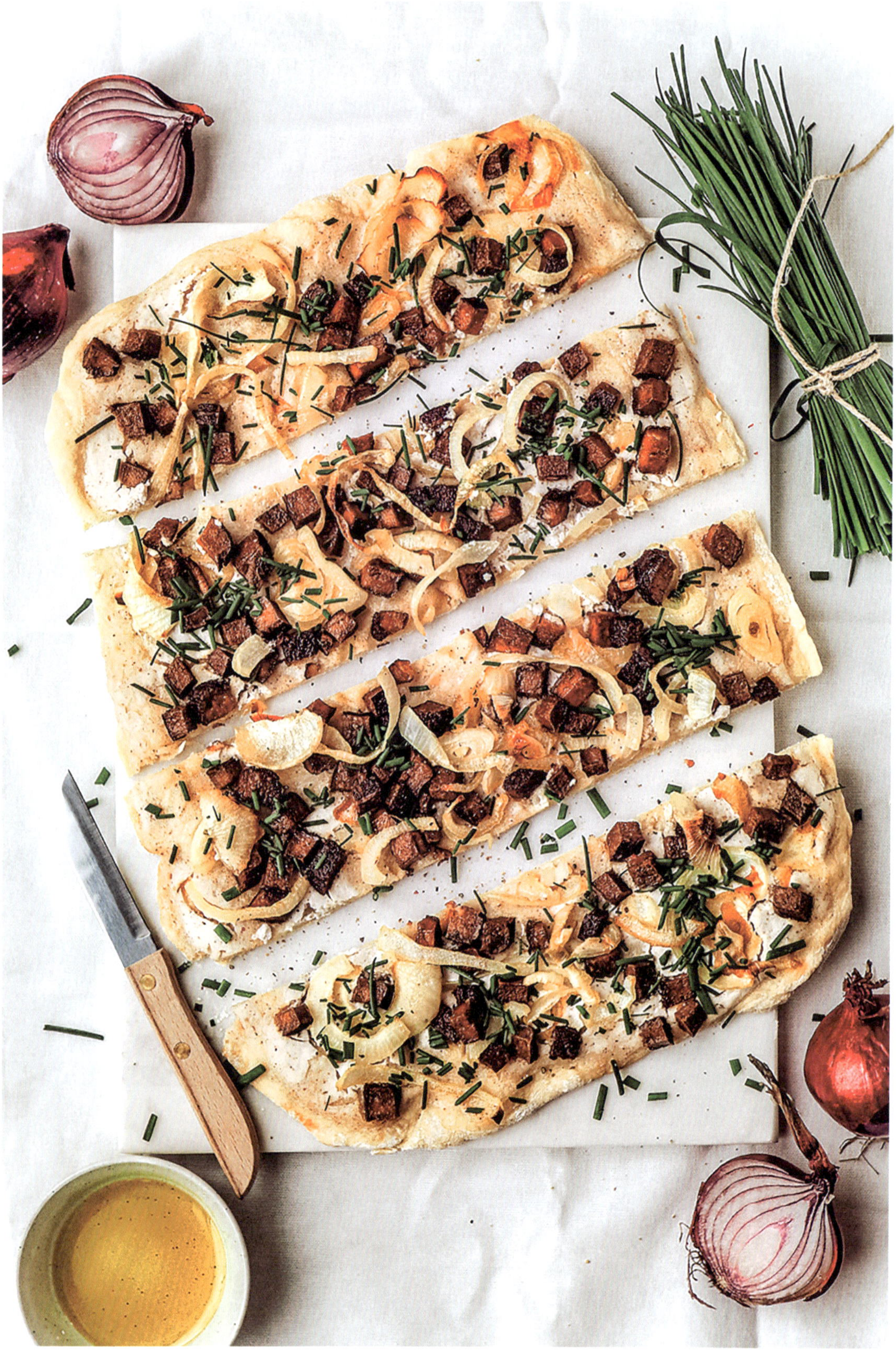

KNUSPRIGER FLAMMKUCHEN MIT RÄUCHERTOFU UND CRÈME FRAÎCHE

Früher habe ich auf Weihnachtsmärkten gerne Flammkuchen gegessen: mit knusprigem Speck und cremiger Sauce. Ich hatte mir damals schlichtweg keine Gedanken gemacht, woher die Zutaten eigentlich stammen. Als ich erst vegetarisch, und später dann vegan geworden bin, dachte ich zuerst, ich hätte ein liebgewonnenes Gericht »verloren«. Doch zum Glück ist es auch hier ganz einfach, eine pflanzliche Alternative zu zaubern. Die vegane Crème fraîche schmeckt (ordentlich gewürzt und mit etwas Wasser verdünnt) genauso wie die tierische Variante und der knusprige Räuchertofu ersetzt mit spielerischer Leichtigkeit den Speck.

Für 2 Bleche • Zubereitungszeit 25 Minuten + 1 Stunde Ruhezeit für den Teig

DU BRAUCHST

Für den Teig
500 g Dinkelmehl Type 630
1 Prise Salz
1 Packung frische Hefe (42 g)
3 EL Pflanzenöl

Für den Belag
2 Zwiebeln
200 g Räuchertofu
Pflanzenöl zum Braten
2 Becher vegane Crème fraîche (à 150 g)
Salz
Pfeffer
Muskatnuss
etwas Schnittlauch

SO WIRD ES GEMACHT

Für den Teig das Mehl mit dem Salz in einer großen Schüssel mischen. Die Hefe in 250 ml lauwarmem Wasser auflösen. Diese Hefemischung zusammen mit dem Olivenöl zum Mehl geben. Die Zutaten so lange mit der Hand verkneten, bis ein glatter Teig entsteht (dauert etwa 5 Minuten). Der Teig sollte nicht mehr an den Fingern kleben bleiben. Den Teig zu einer Kugel formen und die Schüssel mit einem mit warmem Wasser befeuchteten Küchentuch abdecken und für 1 Stunde an einem warmen Ort gehen lassen. (Ich schalte den Backofen auf 50 °C Umluft oder stelle die Schüssel auf die Heizung).

Währenddessen für den Belag die Zwiebeln schälen und in dünne Ringe schneiden. Den Tofu trockentupfen und in kleine Stücke schneiden. Diese gemeinsam mit den Zwiebeln bei mittlerer Temperatur anschwitzen, bis die Zwiebeln glasig sind und der Tofu leicht kross ist. Die Crème fraîche in eine Schüssel geben und je nach Konsistenz mit etwas Wasser glatt rühren. Mit Salz, Pfeffer und Muskatnuss würzen. Den Backofen auf 200 °C Ober-/Unterhitze vorheizen.

Den Teig nach 1 Stunde dünn auf zwei mit Backpapier ausgelegten Backblechen ausrollen. Mit der Crème fraîche bestreichen und abschließend mit der Räuchertofu-Zwiebel-Mischung belegen. Die Flammkuchen für 10–15 Minuten im vorgeheizten Ofen backen. Anschließend aus dem Ofen nehmen und etwas abkühlen lassen.

Schnittlauch waschen, trockenschütteln und in kleine Röllchen schneiden. Die Flammkuchen damit garnieren.

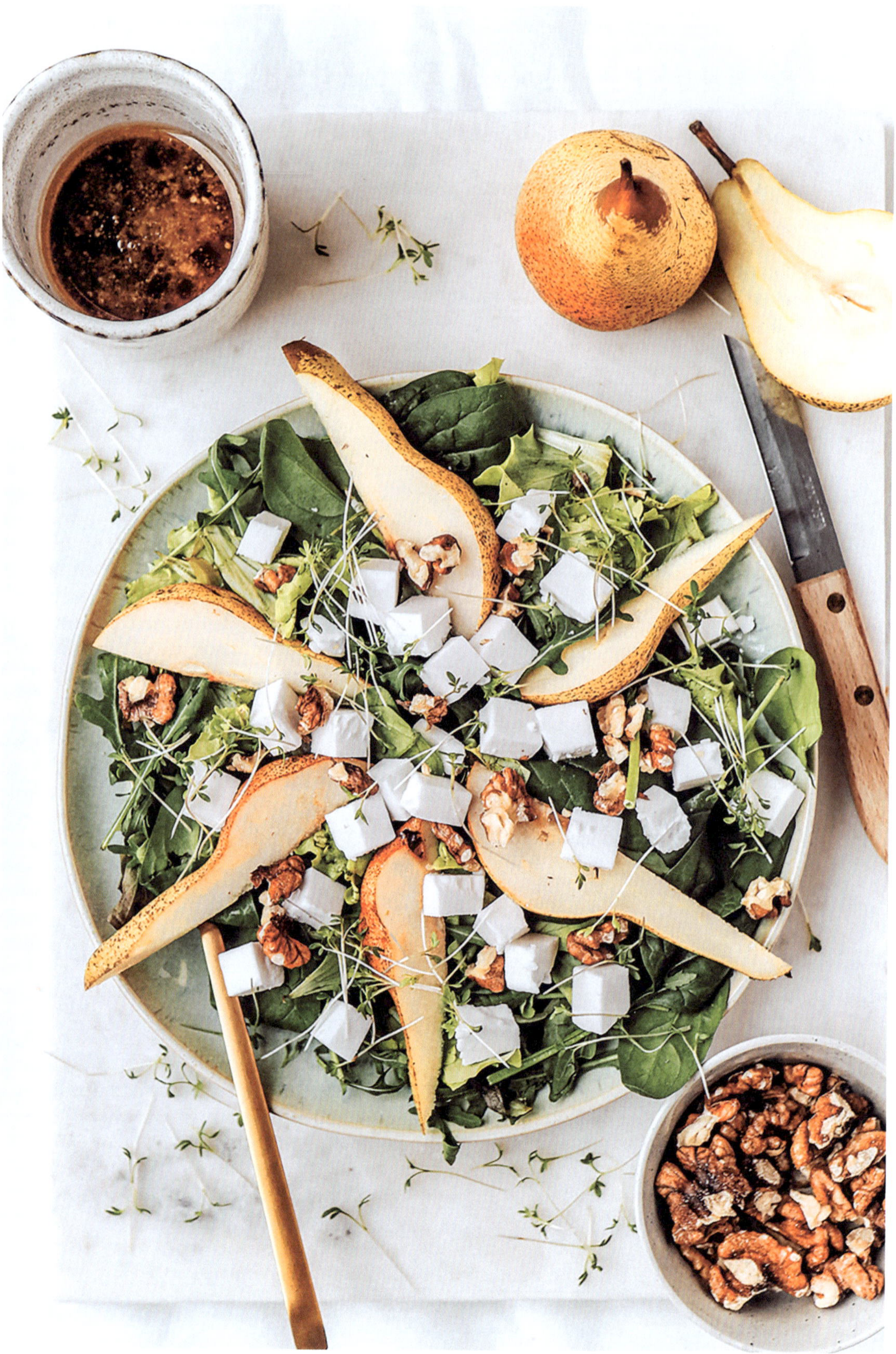

ERFRISCHENDER FETA-SALAT MIT BIRNE UND WALNUSS

Dieses Rezept ist für alle Salatliebhaber! Der Salat ist erfrischend, liegt nicht schwer im Magen und bekommt seine ganz besondere Note durch die Kombination aus würzigem Feta, herber Walnuss, süßer Birne und leicht säuerlicher Preiselbeere. Lass ihn dir schmecken!

Für 2 Personen • Zubereitungszeit: 10 Minuten

DU BRAUCHST

Für den Salat

6 Handvoll Pflücksalat
2 Birnen
200 g veganen Feta
2 Handvoll gehackte Walnusskerne
1 Handvoll Kresse

Für das Dressing

2 EL milder Apfelbalsam
4 EL Walnussöl
2 EL süßer Senf
1 EL Preiselbeeren aus dem Glas
Salz

SO WIRD ES GEMACHT

Für den Salat den Pflücksalat waschen und trockenschütteln. Die Birnen ebenfalls waschen, das Kerngehäuse entfernen und die Birnen achteln. Den Feta abtropfen lassen und in kleine Würfel schneiden.

Für das Dressing den Apfelbalsam mit dem Walnussöl vermengen. Den Senf und die Preiselbeeren unterrühren. Das Dressing mit Salz abschmecken.

Den Salat auf einen tiefen Teller geben und die Birnen kreisförmig darauf verteilen. Den Salat mit dem Feta, den Walnusskernen und der Kresse bestreuen. Das Dressing dazureichen und nach Belieben mit dem Salat vermischen.

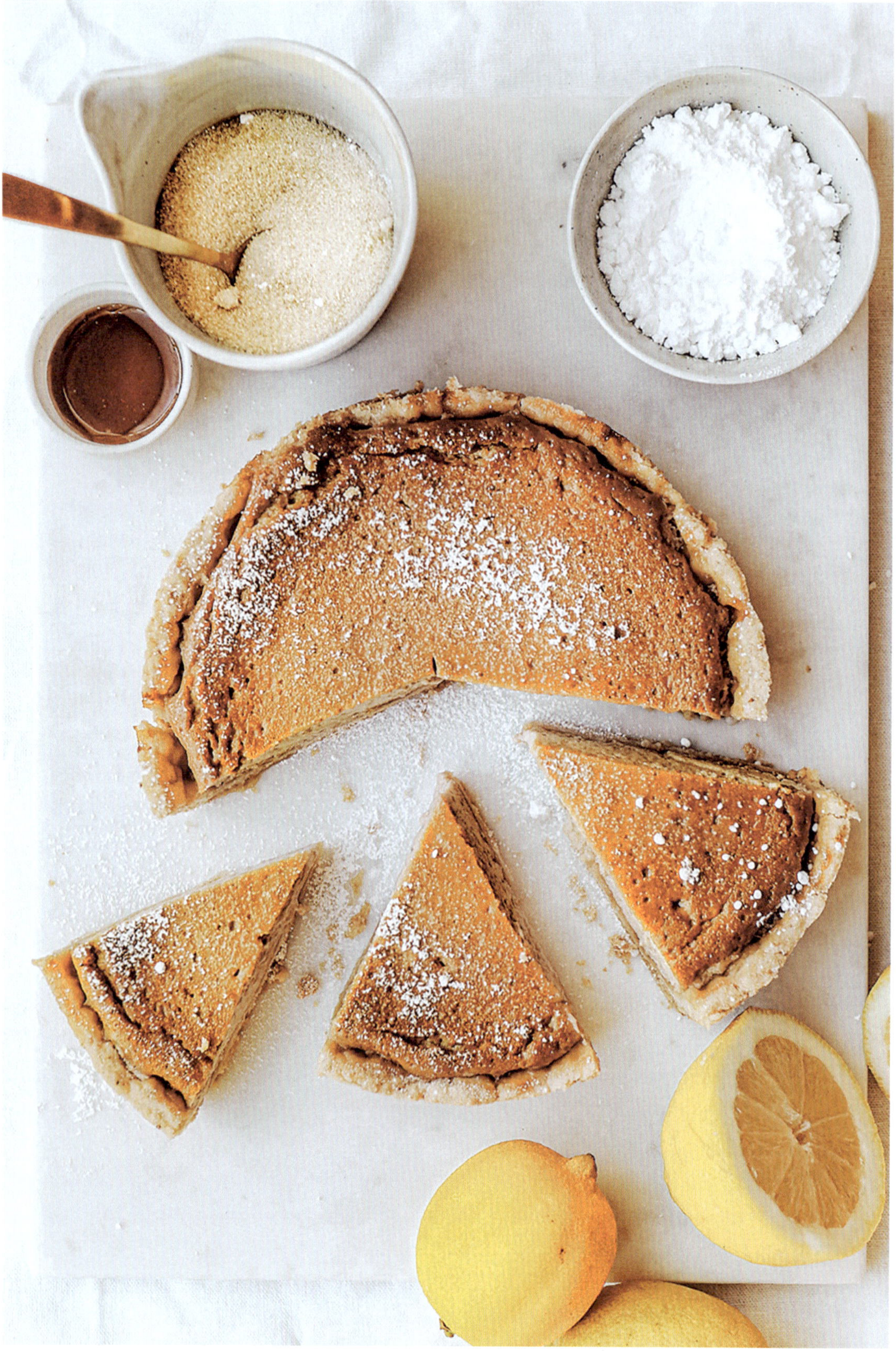

MEIN LIEBSTER KÄSEKUCHEN FÜR JEDEN ANLASS

Ein Muss für alle Käsekuchenfans! Das Rezept begleitet mich schon seit vielen Jahren und ist ein gern gesehener Gast auf Geburtstagen, bei Picknicken oder für den Kuchengenuss zwischendurch.

Für 1 Springform (Ø 18 cm) • Zubereitungszeit: 20 Minuten + ca. 1 Stunde Backzeit

DU BRAUCHST

Für den Teig

150 g Weizenmehl Type 405
70 Margarine
30 g Kokosblütenzucker
1 EL Backpulver
1 EL Ahornsirup
etwas Kokosfett zum Einfetten der Form

Für die Füllung

Abrieb von 1 unbehandelten Zitrone
270 g veganer Quark
25 g Margarine
150 Seidentofu
65 ml Pflanzendrink nach Wahl
2 TL Kokosmehl
60 g Kokosblütenzucker

Zum Garnieren

2 Feigen und 1–2 Handvoll Himbeeren (optional)

SO WIRD ES GEMACHT

Den Backofen auf 180 °C Ober-/Unterhitze vorheizen.

Alle Zutaten für den Teig mit 2 EL eiskaltem Wasser vermengen und zu einem Mürbeteig verarbeiten. Die Springform mit reichlich Kokosfett einpinseln und den Mürbeteig mit den Fingern am Boden und am Rand festdrücken.

Für die Füllung alle Zutaten miteinander vermischen und die Masse glatt rühren. Die Quarkmasse in die mit Teig ausgekleidete Form füllen und für etwa 50–60 Minuten im vorgeheizten Ofen backen. Vor dem Herausnehmen die Stäbchenprobe machen und prüfen, ob der Kuchen auch wirklich durch ist!

Bei halb offener Backofentür auskühlen lassen, erst danach aus dem Ofen und aus der Form nehmen.

Tipp
Die Backzeit variiert je nach Backofen und Marke des veganen Quarks. Es kann also auch sein, dass der Kuchen bei dir 80 Minuten braucht, bis er »durch« ist. Damit er während der Backzeit oben nicht zu braun wird, kannst du ihn nach etwa 30 Minuten auch mit Alufolie oder Backpapier bedecken. Die Stäbchenprobe hilft dir dabei zu erkennen, ob der Kuchen fertig ist: Klebt keine/kaum Füllung mehr am Stäbchen – dann ist der Kuchen fertig. Beim Abkühlen wird er dann noch etwas fester.

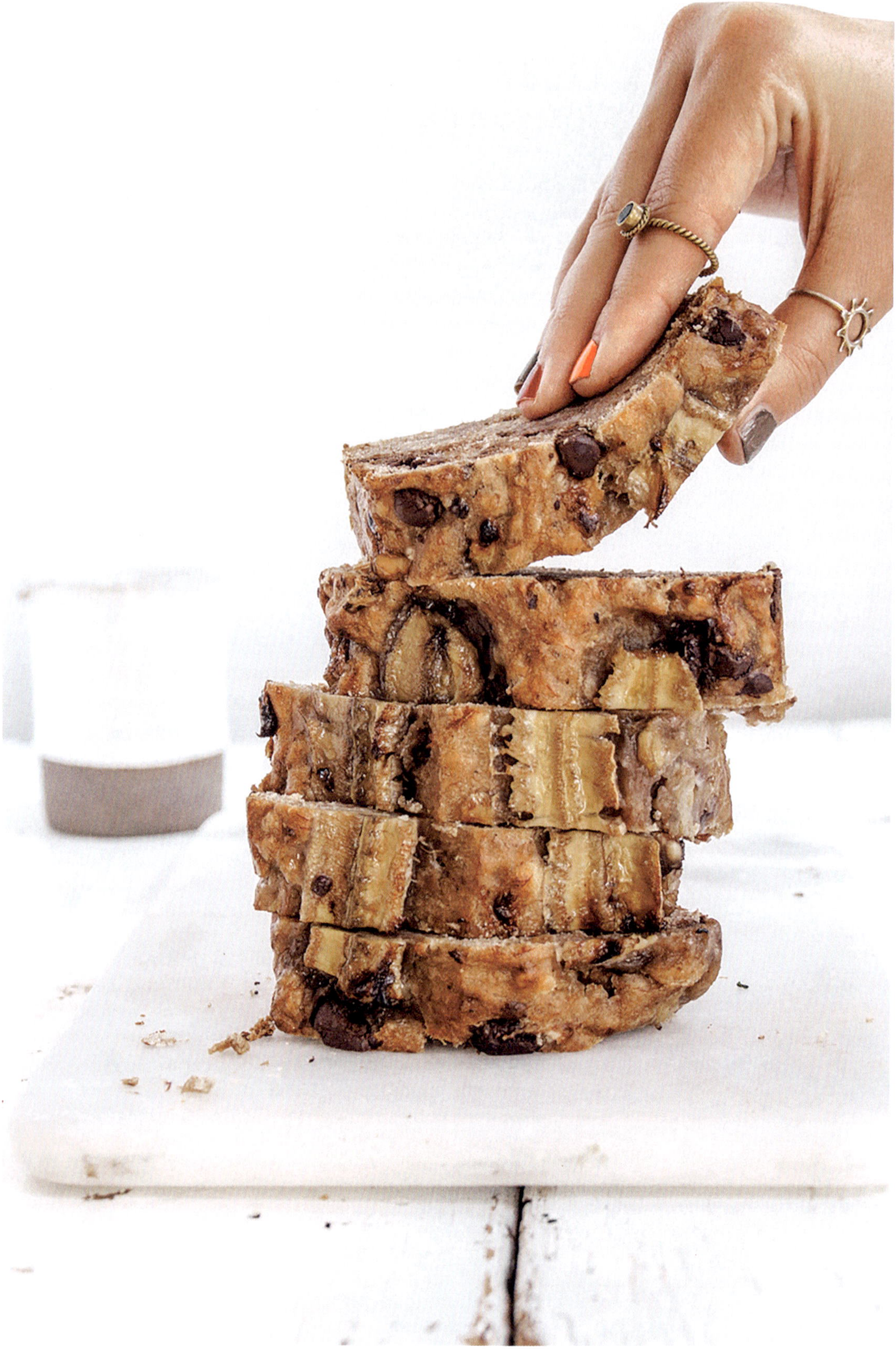

SAFTIGES BANANENBROT MIT SCHOKOSTÜCKEN

Das Bananenbrot-Rezept ist das Rezept, das von meiner Community am häufigsten nachgebacken wurde. Deshalb darf es natürlich auch in diesem Buch nicht fehlen und ich hoffe, es schmeckt dir genauso gut wie uns!

Für 1 Kastenform (25 cm Länge) • Zubereitungszeit: 30 Minuten + ca. 50 Minuten Backzeit

DU BRAUCHST

300 g Dinkelmehl Type 630
2 TL Backpulver
3 TL Zimtpulver
1 Prise Salz
40 ml Kokosöl
4 reife Bananen
7 getrocknete Datteln
80 ml Pflanzendrink nach Wahl
40 g Walnusskerne
20 g Mandelkerne
30 g Zartbitterschokolade (optional)
Margarine zum Einfetten der Form

SO WIRD ES GEMACHT

Den Backofen auf 180 °C Ober-/Unterhitze vorheizen.

Das Dinkelmehl, das Backpulver, den Zimt und die Prise Salz in einer großen Schüssel miteinander vermischen. Das Kokosöl in einer kleinen Pfanne schmelzen und unter die Mehlmischung mengen. 3 Bananen schälen, mit einer Gabel zerdrücken und zunächst beiseitestellen.

Die Datteln mit Pflanzendrink nach Wahl in einem hohen Gefäß solange mit einem Stabmixer pürieren, bis eine homogene Masse entsteht und keine Dattelstückchen mehr übrig sind.

Die Mandeln und Walnüsse (plus optional die Schokolade) klein hacken und gemeinsam mit der Dattelpaste und den zerdrückten Bananen unter die Mehlmischung rühren, bis ein glatter Teig entsteht.

Eine große Kastenform einfetten oder mit Backpapier auslegen und den Teig hineinfüllen. Die übrige Banane schälen, halbieren und der Längsseite nach aufschneiden. Mit der Schnittfläche nach oben in den Teig eindrücken.

Das Bananenbrot im vorgeheizten Ofen etwa 50 Minuten backen. Vor dem Herausnehmen die Stäbchenprobe machen und prüfen, ob das Brot schon durchgebacken ist.

Anschließend aus dem Ofen nehmen und leicht abkühlen lassen. Dann direkt genießen. Schmeckt im Sommer auch toll mit etwas Vanilleeis!

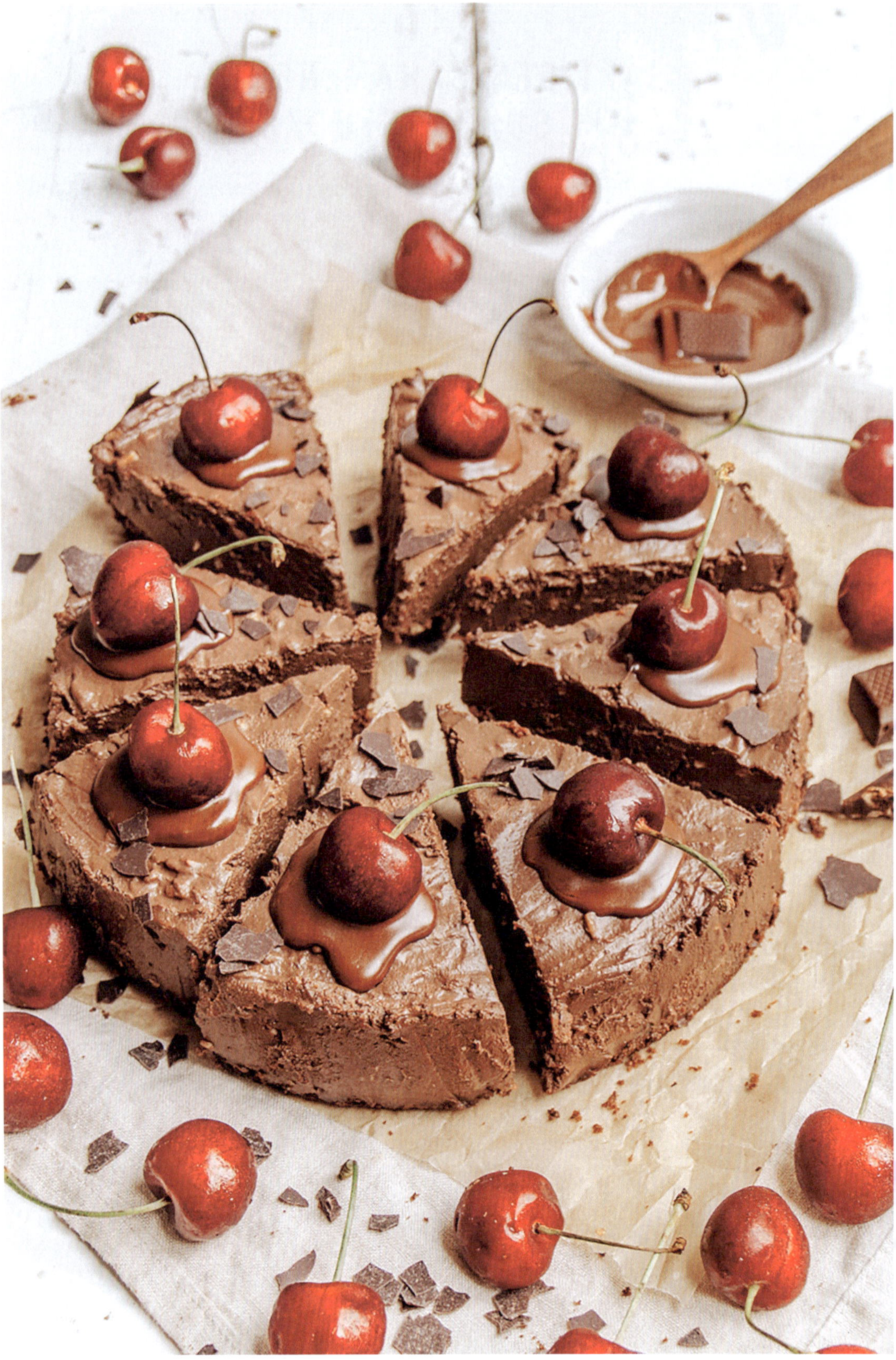

SCHOKOTARTE

Eine cremige Schokotarte darf für mich als Schokoladenfan natürlich auch nicht fehlen. Die Tarte ist sehr gehaltvoll, deshalb mache ich sie meistens in einer kleinen Kuchenform. Dafür lässt aber definitiv auch jedes kleine Stückchen das Schokoladenherz höherschlagen. Bon appétit!

Für 1 Springform (Ø 18 cm) • Zubereitungszeit: 25 Minuten + 25 Minuten Backzeit + Kühlen über Nacht

DU BRAUCHST

Für den Teig

100 g Weizenmehl Type 405
60 g Margarine plus etwas mehr zum Einfetten der Form
15 g Rohrohrzucker
10 g Kakaopulver

Für die Schokofüllung

300 g Zartbitterschokolade
400 g Seidentofu
30 ml Ahornsirup
2 EL Schokopuddingpulver
1 Prise Zimtpulver
1 Prise Bourbon-Vanille
1 Msp. Salz
2 EL Kokosraspeln (optional)

SO WIRD ES GEMACHT

Den Backofen auf 180 °C Ober-Unterhitze vorheizen.

Alle Zutaten für den Teig mit 1 EL eiskaltem Wasser vermengen und zu einem Mürbeteig verarbeiten. Den Boden einer kleinen Springform mit Backpapier auslegen oder mit etwas Margarine einfetten. Den Teig am Boden verteilen und andrücken, keinen Teigrand formen.

Den Kuchenboden im vorgeheizten Ofen 25–30 Minuten backen. Anschließend aus dem Ofen nehmen und erkalten lassen.

Währenddessen für die Schokofüllung die Schokolade in einem Wasserbad schmelzen. Den Seidentofu mit dem Ahornsirup, dem Schokopuddingpulver, dem Zimt, der Vanille, dem Salz und den Kokosraspeln verquirlen. Die geschmolzene Schokolade unter diese Masse ziehen, bis eine homogene Schokocreme entsteht.

Die Schokofüllung auf den erkalteten Kuchenboden in die Springform füllen, glatt streichen und mit einer Klarsichtfolie abdecken. Über Nacht oder mindestens 6 Stunden im Kühlschrank erkalten lassen.

Mithilfe eines Messers den Kuchen vorsichtig aus der Springform lösen und die Tarte anrichten. Gegebenenfalls mit Schokoglasur und/oder Früchten garnieren.

»BUY LESS.
CHOOSE WELL.
MAKE IT LAST.
QUALITY,
NOT QUANTITY.«

VIVIENNE WESTWOOD

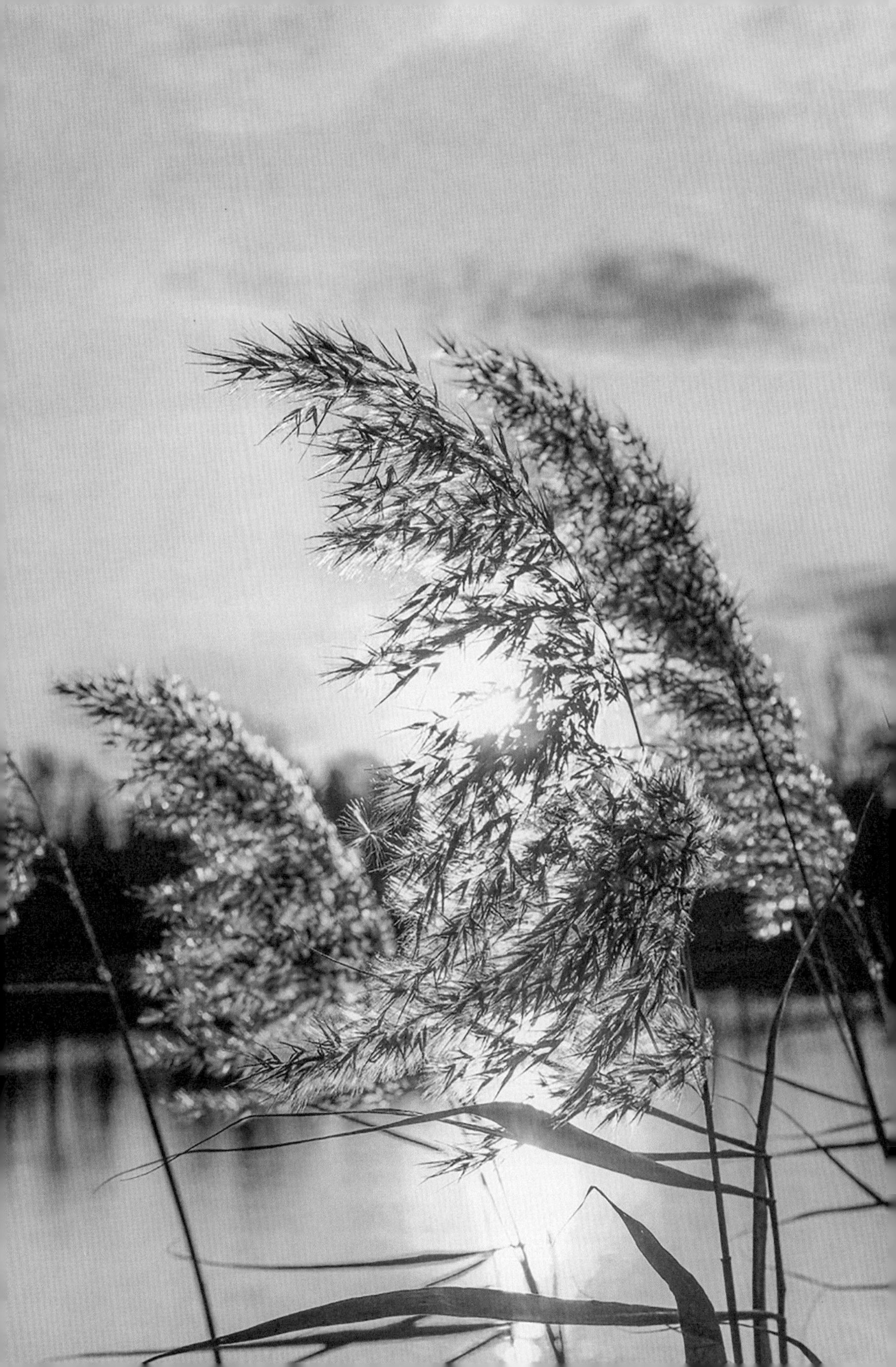

Mode – vegan und nachhaltig

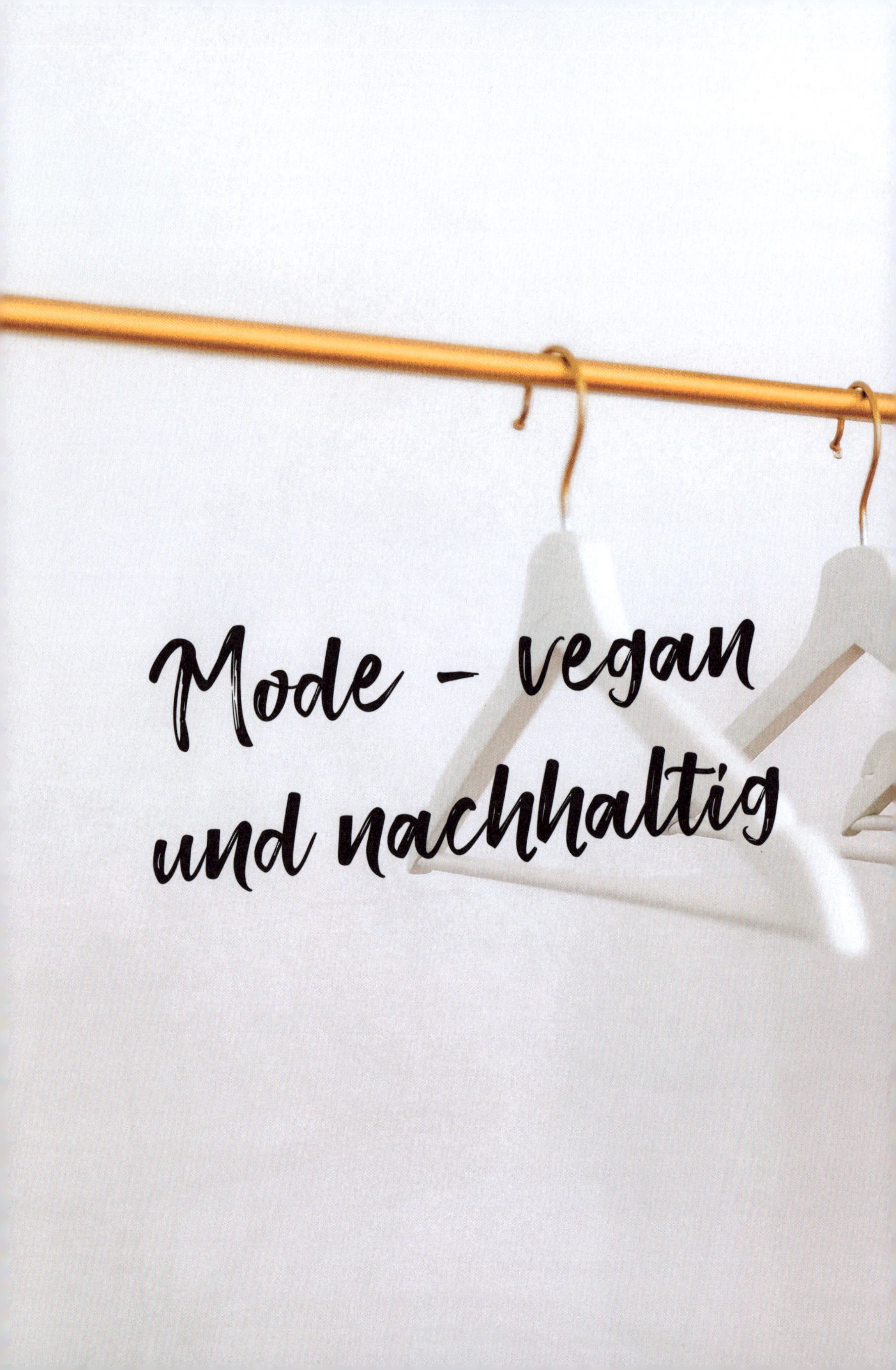

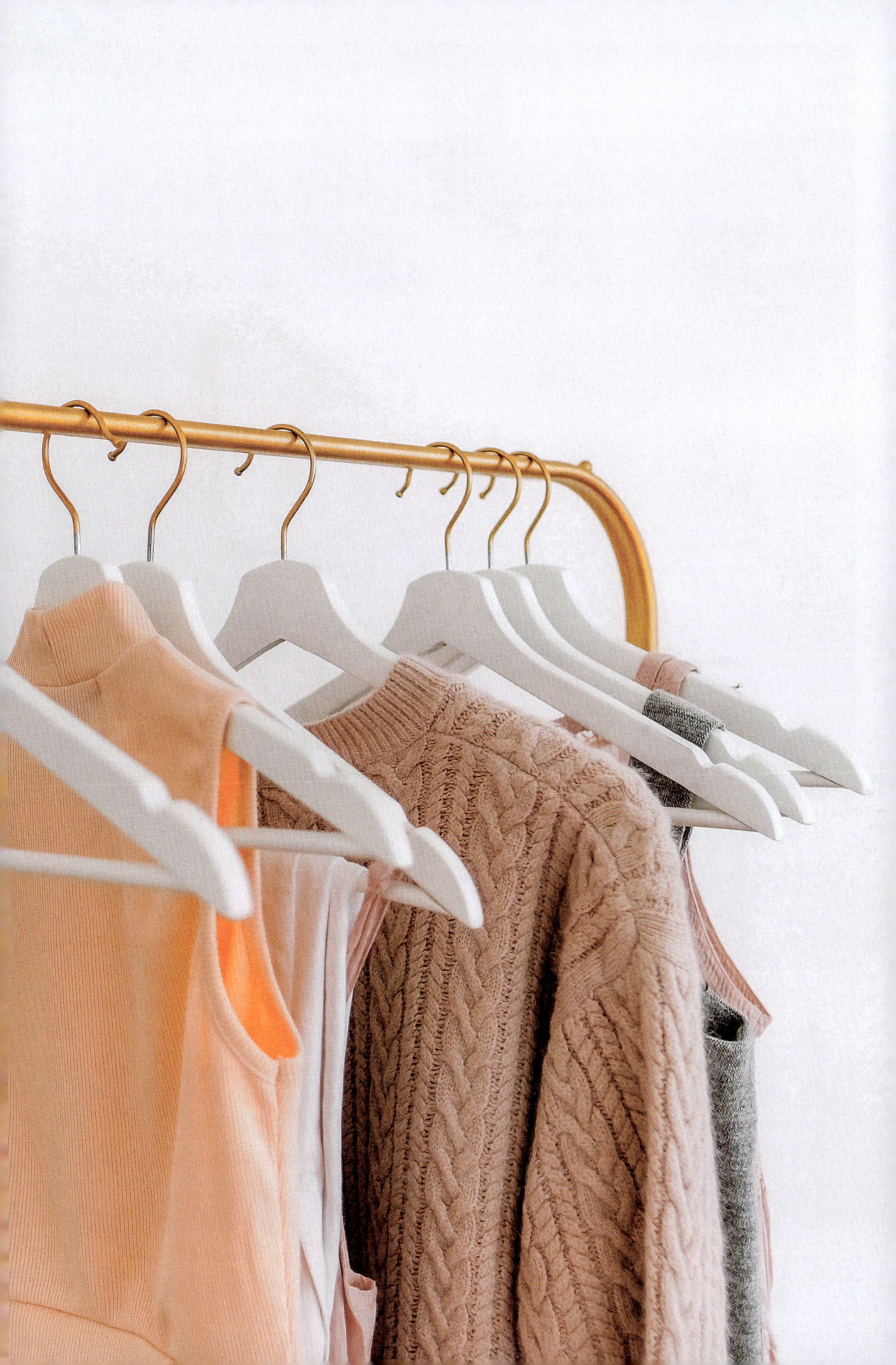

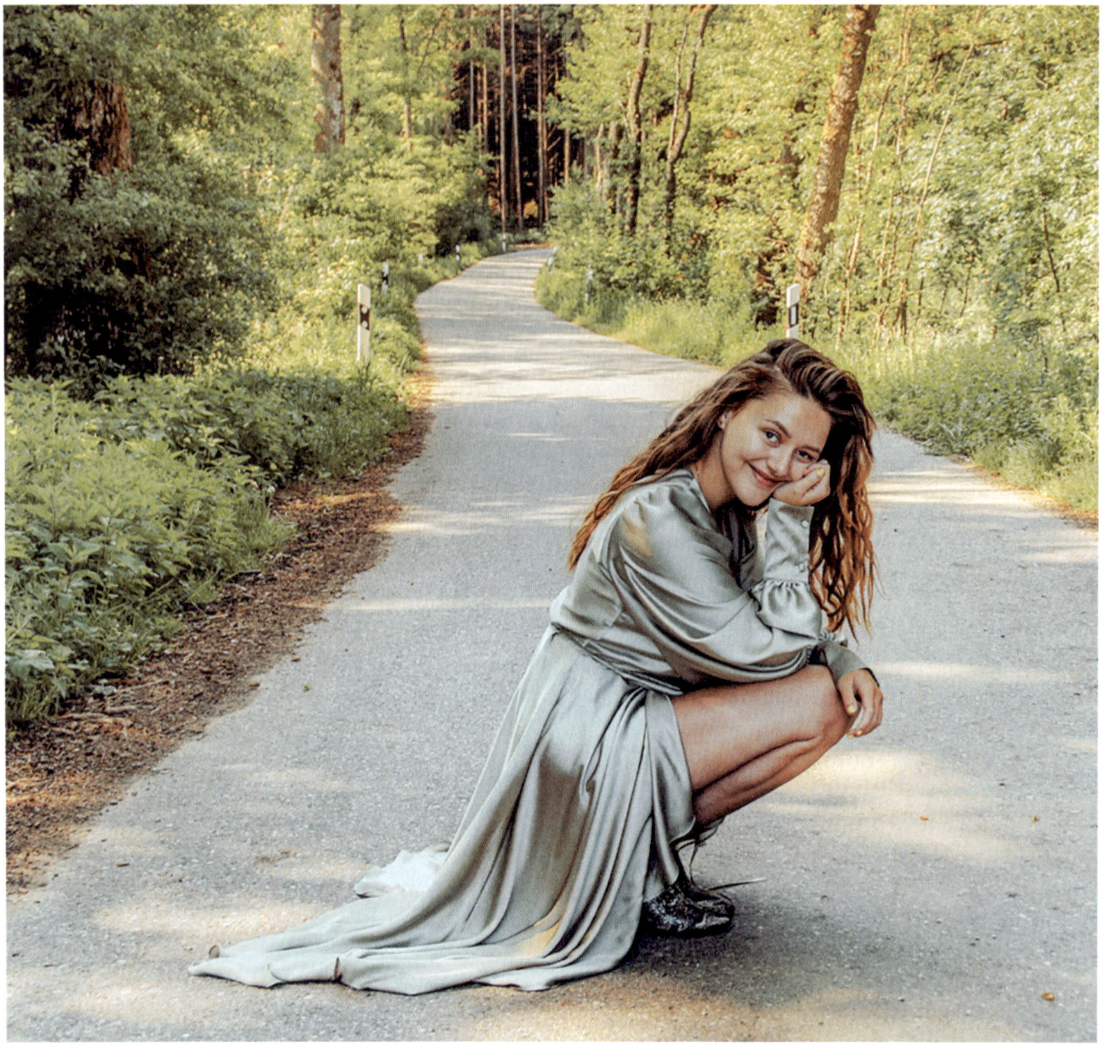

ACHTSAM ANZIEHEN

Als Veganer wählt man seine Einkäufe achtsam aus und lernt dabei, die Dinge ganz besonders wertzuschätzen. Das hört aber nicht beim Essen auf. Wie ein veganer Kleiderschrank aussieht, zeige ich in diesem Kapitel.

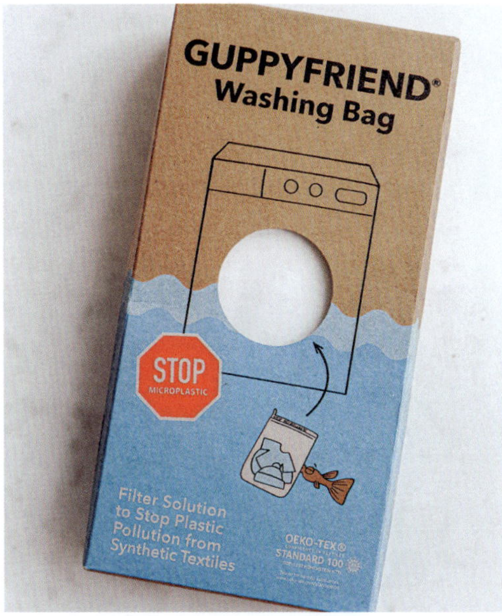

↑ *Ein Guppyfriend Waschbeutel filtert die Kunststofffasern, damit sie nicht ins Abwasser gelangen*

Hand aufs Herz: Wie viele Kleidungsstücke hast du in deinem Schrank und wie viel davon trägst du häufig und gerne? Im Durchschnitt kauft jeder Deutsche jährlich etwa 60 neue Kleidungsstücke – aber sie werden nur knapp viermal getragen, bevor wir sie in die Altkleidersammlung geben. Kleidung ist günstig geworden, zu günstig. Sie ist mittlerweile ein Wegwerfprodukt: Wir überlegen nicht lange, bevor wir uns das nächste Teil kaufen, und genauso kurz überlegen wir, bis wir die einst unbedingt gewollten Kleidungsstücke wieder aussortieren.

Die Modebranche wird immer schnelllebiger, die großen Modeketten bieten im Jahr circa 24 Kollektionen an und ein Trend folgt dem Nächsten. Das führt dazu, dass wir stetig aufs Neue konsumieren, um auf dem aktuellen Stand zu bleiben.

Beim Kauf lassen wir uns häufig von vermeintlichen Schnäppchen »verführen«, auf die Qualität wird dabei wenig geachtet. Und so halten unsere Kleidungsstücke oft nur noch bis zu einem Jahr, bis wir sie entsorgen und Nachschub kaufen. Wir reparieren oder upcyceln unsere Kleidung viel seltener als es noch unsere Mütter und Großmütter taten. Dabei wissen wir oft gar nicht, welche Konsequenzen unser immenser Modekonsum auf die Umwelt, die Textilarbeiter und Textilarbeiterinnen und uns selbst hat.

Woraus besteht unsere Kleidung?

Viele Kleidungsstücke in unserem Kleiderschrank bestehen ganz oder teilweise aus Plastik. Rund 70 Prozent aller weltweit produzierten Textilfasern sind mittlerweile aus synthetischen Fasern wie Polyester, Polyacryl, Polyamid, Elastan und Acetat. Die Vorteile von synthetischen Fasern sind unter anderem Atmungsaktivität, Elastizität und schnelles Trocknen.

Doch für die Umwelt ist das immense Plastikvorkommen in unserer Kleidung ein großes Problem: Beim Waschen lösen sich Mikroplastikfasern aus der Kleidung und gelangen anschließend ins Abwasser, danach in die Meere, weil Kläranlagen das Mikroplastik nicht filtern können. Kunststofffasern aus Textilien sollen sogar für rund 35 Prozent des gesamten Mikroplastikaufkommens in den Meeren verantwortlich sein. Was dagegen hilft: Kleidung aus

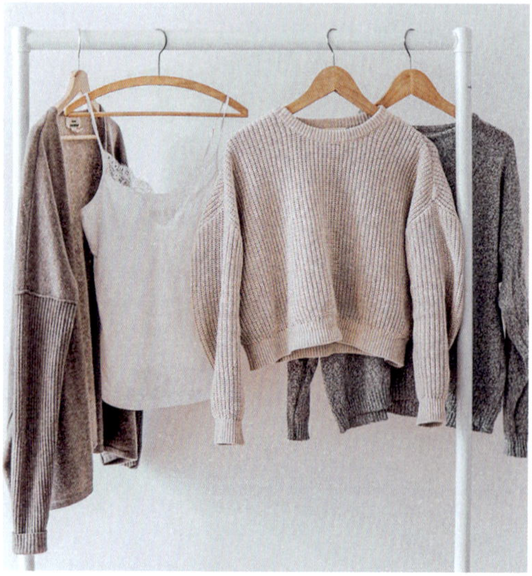

↑ *Was sind deine Lieblingsstücke?*

Kunststoffasern nur mit einem Guppyfriend-Waschbeutel waschen. Denn dieser sammelt die abgelösten Fasern in den Ecken, die man anschließend im Restmüll entsorgen kann.

Rund 29 Prozent der Textilfasern gehen auf Baumwolle und circa 1 Prozent auf Wolle zurück. Doch auch die Verwendung der auf den ersten Blick natürlich wirkenden Baumwollfasern belastet die Umwelt erheblich. Zum einen werden für den Anbau von reinen Naturfasern erhebliche Mengen an Wasser und Land benötigt. Für die Herstellung einer Jeans braucht es beispielsweise um die 8000 Liter Wasser. Zum anderen erfordert der Baumwollanbau auch einen hohen Einsatz an Pestiziden (wenn es sich nicht gerade um Biobaumwolle handelt), die sowohl die Umwelt belasten als auch die dort arbeitenden Baumwollfarmer gesundheitlich stark schädigen.

WIE WIRKT SICH UNSER MODEKONSUM AUF DIE UMWELT AUS?

Wie zuvor beschrieben, verschmutzt das Mikroplastik aus Textilfasern unsere Meere und der Baumwollanbau erfordert ungeheure Mengen an Wasser. Zusätzlich bringt der Einsatz der in der Textilindustrie gängigen Chemikalien zahlreiche Probleme mit sich: Weltweit gehen 20 Prozent der Wasserverschmutzung auf den Einsatz von mehr als 70 verschiedenen gesundheits- und umweltgefährdenden Chemikalien zurück, die in der Textilherstellung verwendet werden. Bei der Herstellung von Kleidung werden pro Kilogramm rund ein Kilogramm Chemikalien verwendet, darunter auch Schwermetalle wie Kupfer, Arsen und Cadmium. Viele der Chemikalien sind giftig, einige auch krebserregend.

Für das Färben von einem Kilogramm Garn werden zudem rund 60 Liter Wasser benötigt: sauberes Wasser, das am Ende mit den chemischen Zusätzen verunreinigt ist. Die Folge: 17 bis 20 Prozent des industriellen Abwassers weltweit entsteht laut Angaben der Weltbank allein bei der Textilveredelung.

Auch der CO_2-Ausstoß in der Textilindustrie ist immens: Die gesamte Textilproduktion verursacht in nur einem Jahr über eine Milliarde Tonnen CO_2-Ausstoß. Das ist mehr als bei allen jährlichen internationalen Flügen und Schifffahrten zusammen.

Ausbeutung von Textilarbeitern und Textilarbeiterinnen in der Textilindustrie

Mit dem Einsturz der Rana-Plaza-Textilfabrik in Bangladesch mit mehr als 1100 Toten im April 2013 erfuhr die breite Öffentlichkeit erstmals, unter welchen Bedingungen auch große deutsche Modeunternehmen ihre Kleidung produzieren lassen. Denn wenn wir hier in Deutschland ein neues Kleidungsstück kaufen, wurde es mit 90-prozentiger Wahrscheinlichkeit nicht in Europa produziert. Ein Großteil der nach Deutschland importierten Textilien stammt aus Niedriglohnländern wie China, Bangladesch, Indien, Pakistan oder Vietnam.

In diesen Ländern sind eine existenzsichernde Bezahlung, ausreichender Arbeitsschutz oder der Verzicht auf Kinderarbeit oft nicht gewährleistet. Zum Alltag vieler Beschäftigten gehören zudem unbezahlte Überstunden oder das Verwehren von Zusammenschlüssen in Gewerkschaften.

In China erhalten Beschäftigte in der Textilindustrie laut der Asia Floor Wage Campaign (einem Zusammenschluss von Gewerkschaften und Arbeitsrechtlerinnen und -rechtlern) nur die Hälfte, in Bangladesch sogar nur 19 Prozent des existenzsichernden Lohnes. Davon betroffen sind besonders häufig Frauen, denn in Textilfabriken, wie zum Beispiel in Bangladesch, liegt der Anteil von weiblichen Angestellten bei 80 Prozent. Wenn wir als Konsumenten faire Arbeitsbedingungen sowie die Einhaltung ökologischer Standards schaffen wollen, ist es unsere Aufgabe zu handeln, indem wir bewusst(er) und fair konsumieren.

WAS KÖNNEN WIR ÄNDERN?

Der erste Schritt: weniger konsumieren! Du brauchst keinen Kleiderschrank mit Unmengen an Kleidung, die du gar nicht trägst. Viel glücklicher macht doch ein Schrank mit ausgewählten Lieblingsstücken, die du gerne anziehst und die sich vielseitig kombinieren lassen! Das Stichwort heißt »Capsule Wardrobe«. Darunter versteht man eine Zusammenstel-

CHECKLISTE

Frage dich vor dem Einkauf:

» Bereichern die neuen Klamotten langfristig mein Leben oder möchte ich damit nur kurzzeitig andere Gefühle kompensieren?

» Lässt sich das Kleidungsstück gut mit meinen anderen Teilen kombinieren?

» Werde ich es häufig tragen oder ist es nur einmalig für einen bestimmten Anlass?

» Ist das Stück ein kurzweiliger Modetrend?

» Bin ich darüber informiert, wo und wie das Kleidungsstück produziert wurde?

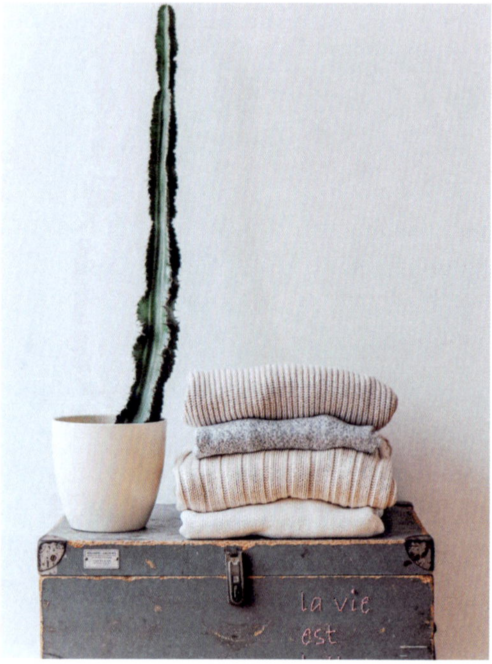

↑ *Pro Jahr gibt ein durchschnittlicher Deutscher knapp 780 Euro für Kleidung aus*

lung von etwa 40 Kleidungsstücken pro Saison, die gut kombinierbar und durchdacht sind. Dabei kommt es nicht darauf an, sich sklavisch an eine bestimmte Stückzahl zu halten. Vielmehr steht der bewusste Konsum und Umgang mit Kleidung und den dafür verbrauchten Ressourcen im Vordergrund. Ein paar einfache Fragen können dir helfen, bewusst zu entscheiden, wenn du etwas Neues kaufen möchtest (siehe Randspalten Seite 107 und 110).

Wenn du dich dafür entscheidest, dass ein neues Lieblingsstück bei dir einziehen darf, gibt es viele Möglichkeiten für einen nachhaltigen Konsum. Mehr dazu ab Seite 109.

> ***»Sich von Dingen trennen, die wir nicht mögen, ist nicht dasselbe, wie Dinge auszuwählen, die uns Freude bereiten.«***
> *Marie Kondo*

UNGESUNDER MODEBOOM

» Viermal wird ein Kleidungsstück durchschnittlich getragen, bevor wir es als Altkleidung aussortieren. 40 Prozent werden sogar seltener oder nie getragen.
» Die Bekleidungsproduktion setzt jährlich über 1 Milliarde schädliche Kohlenstoffemissionen frei und verursacht damit mehr als fünf Prozent der globalen Treibhausgasemissionen.
» Allein die Verlängerung der Lebensdauer unserer Kleidung von einem auf zwei Jahre reduziert die CO_2-Emissionen um 24 Prozent.
» Jedes Jahr werden 108 Millionen Tonnen nicht erneuerbarer Rohstoffe zur Herstellung von Bekleidung verwendet.
» 8000 Liter Wasser werden für die Produktion einer einzigen Jeans verbraucht. Das ist die gleiche Menge Wasser, die jeder von uns in einem halben Jahr die Toilette runterspült.
» Die Produktion von einem Kilogramm Baumwolle braucht durchschnittlich um die 10 000 Liter Wasser.
» Von 2000 bis 2015 hat sich die Anzahl der Kleidungskäufe weltweit verdoppelt, von etwa 50 Milliarden auf mehr als 100 Milliarden Kleidungsstücke.
» Im Jahr 2018 gaben die deutschen Haushalte 64,9 Milliarden Euro für Bekleidung aus; das macht rund 780 Euro pro Kopf.

Kleidung Mieten!
Das einmalige Mieten von Kleidung finde ich vor allem für besondere Anlässe eine tolle Idee: Einen schicken Blazer, ein glitzerndes Abendkleid oder eine bestickte Bluse tragen wir zwar gerne für einen bestimmten Termin. Danach hängt das Kleidungsstück aber häufig wenig beachtet und ungenutzt im Kleiderschrank. Das muss nicht sein und genau dafür ist die Idee der Mietkleidung perfekt.

Leasing kennen wir oft von Autos, aber Kleidung leasen oder mieten? Meiner Meinung nach ein tolles Konzept für einen abwechslungsreichen Kleiderschrank, ohne dabei viel zu besitzen. Das Leasing funktioniert dabei so: Man sucht sich im Onlineshop einzelne Teile aus, die dir für einen bestimmten Zeitraum zugeschickt werden. Teilweise gibt es eine Mindestauswahl von etwa vier bis fünf Teilen. Nach Ablauf des Leasingzeitraums kannst du dich dann entscheiden, ob du das Kleidungsstück zurücksenden, verlängern oder auch kaufen möchtest.

Unown fashion bietet beispielsweise einen solchen Service an, den ich auch schon ausprobieren durfte. Die Kleidungsstücke sind gegen Flecken und gewöhnliche Abnutzung versichert und der Versand erfolgt kostenlos und klimaneutral per DHL GoGreen (die durch den Transport entstandenen CO_2-Emissionen werden ermittelt und anschließend durch Klima-Projekte ausgeglichen).

Auf was Unown zudem achtet:
» nachhaltige, recyclebare und tierfreundliche Materialien
» wasser- und energiesparende Produktion
» faire Arbeitsbedingungen
» hohe Langlebigkeit und zeitloser Stil

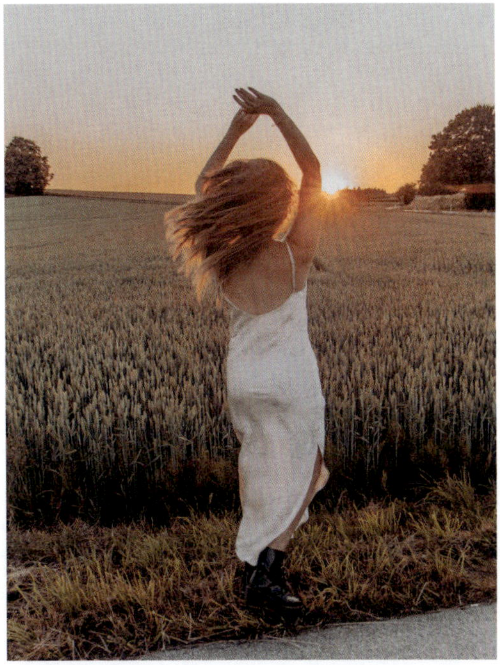

↑ *Kleidung auf Zeit: Das Kleid war geliehen von Unown*

Weitere Kleidungs-Leasing-Plattformen:
» Kleiderei (Leasing für Secondhand-Mode und faire Modemarken)
» Räubersachen (ökologische und nachhaltige Mode für Babys und Kleinkinder)
» Fairnica (Miete von Fair-Fashion-Kapseln mit 5–8 Kleidungsstücken, auch für Männer)
» Vaude (Leasing für Outdoor-Kleidung und -Ausrüstung unter iRentit)

Secondhand Kaufen
Ein weiterer Schritt, um umweltbewusst Kleidung zu konsumieren, ist der Secondhand-Kauf. Denn jedes Produkt auf dem Markt, das

CHECKLISTE

Für einen bewussten Kauf kannst du dir vorab folgende Fragen stellen:

» Kaufe ich das Kleidungsstück nur, weil es gerade günstig ist?

» Suche ich genau dieses Teil wirklich schon lange?

» Gibt es das Kleidungsstück gebraucht vielleicht auch von einem fairen Anbieter?

» Woher kommt die Kleidung?

» Aus welchen Materialien ist das Secondhand-Stück?

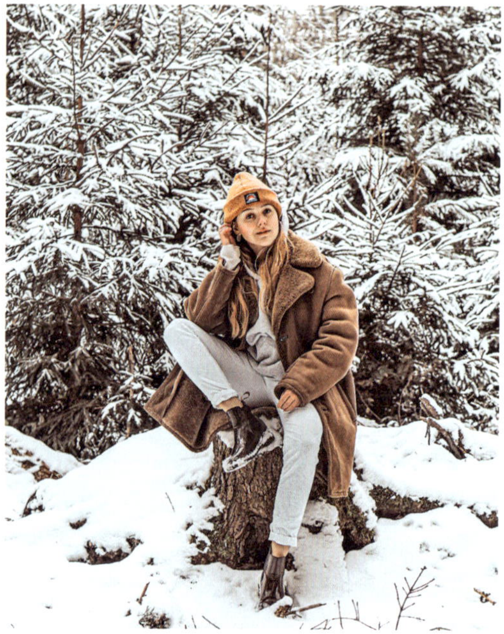

↑ *Am liebsten mag ich den Mix aus alter Kleidung und neuer Fair Fashion. Der Mantel ist zum Beispiel ein 50 Jahre altes Erbstück meines Opas*

es schon gibt, nimmt keine neuen Ressourcen mehr in Anspruch.

Deshalb: Schau doch einfach mal nach gebrauchten Teilen, wenn du etwas »Neues« suchst. Secondhand ist schon lange nicht mehr muffig oder unstylish: Es ist vielmehr die Möglichkeit, das zu nutzen, was schon da ist und dabei auch noch Geld zu sparen.

Die Auswahl an Secondhand-Läden ist mittlerweile zum Glück riesig. In fast jeder Stadt gibt es einen oder mehrere Läden, die eine Vielzahl von gebrauchen Kleidungsstücken für jeden Kleidungsstil anbieten. Und auch online gibt es viele Plattformen, die dein Secondhand-

Herz höherschlagen lassen. Hier eine kleine Auswahl meiner liebsten Online-Secondhand-shops:

» Vinted (früher Kleiderkreisel)
» Mädchenflohmarkt
» momox fashion (früher UBUP)
» eBay
» Vestiaire Collective (für Designermode)

Für mich sind die ultimativen Gründe, mich für Secondhand zu entscheiden:

» Es kommt kein neues Material in den Umlauf, Ressourcen werden geschont und Müll wird vermieden.
» Secondhand ist meistens günstiger.
» Bewusstes Stöbern nach gebrauchten Schätzen ist eine neue Erfahrung, die Spaß machen kann.

Leider gibt es jedoch auch kleine Haken

» Man »bewirbt« eventuell unabsichtlich Marken, hinter denen man nicht steht.
» Die Veränderung ist nach außen nicht sichtbar.
» Secondhand-Shopping braucht mehr Zeit.

Fair Fashion unterstützen!

Faire Arbeitsbedingungen, eine saubere Umwelt, langlebigere Produkte – es gibt viele Gründe, warum wir in fair produzierte Kleidung investieren sollten.

Im ersten Moment fragst du dich vielleicht, warum du ein Vielfaches an Geld für ein Fair-Fashion-Kleidungsstück zahlen solltest, wenn du dafür doch einige Fast-Fashion-Teile kaufen kannst. Aber Fair Fashion hat einige Vorteile zu bieten:

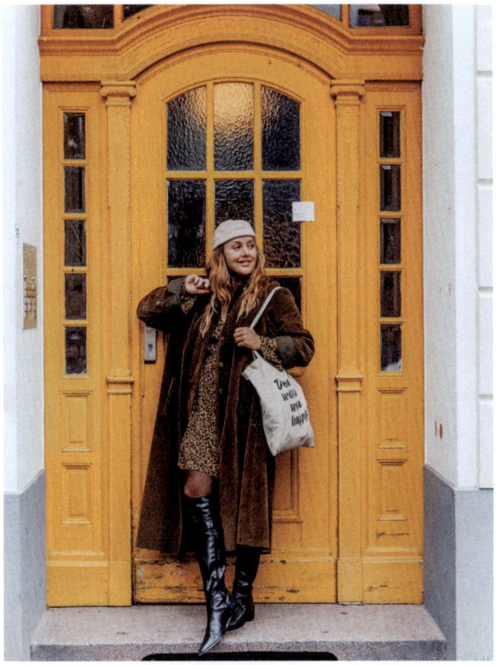

↑ *»Don't worry, wear happy.«*

Beim Kauf von fairer Mode wird gewährleistet, dass die Menschen, die deine Kleidung herstellen, einen fairen Lohn bekommen. Bei allen seriösen Biolabels stehen faire Arbeitsbedingungen mit an erster Stelle: Für diese Kleidung wurden keine Kinder zum Arbeiten gezwungen und die Arbeiter und Arbeiterinnen erhalten faire Löhne.

Gentechnik, Pestizide, Nervengift und enorme Wassermengen stehen in der Fast-Fashion-Industrie an der Tagesordnung. Bei fairer Mode hingegen wird ausschließlich Biobaumwolle verwendet. Das beinhaltet, dass weder synthetische Pestizide, Dünger noch Gentechnik eingesetzt werden, wodurch Böden, Gewässer, Artenvielfalt, Arbeiter und Arbeiterinnen und Gemeinden vor Ort geschützt werden. Außerdem ist Biobaumwolle gut für deine

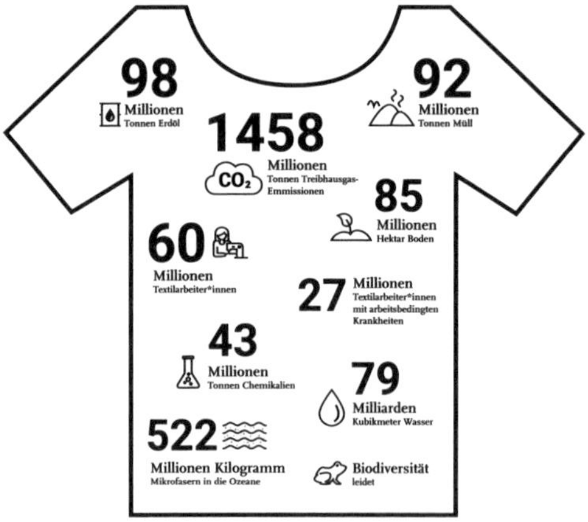
98
Millionen
Tonnen Erdöl
92
Millionen
Tonnen Müll
1458
Millionen
Tonnen Treibhausgas-Emmissionen
CO_2
85
Millionen
Hektar Boden
60
Millionen
Textilarbeiter*innen
27
Millionen
Textilarbeiter*innen mit arbeitsbedingten Krankheiten
43
Millionen
Tonnen Chemikalien
79
Milliarden
Kubikmeter Wasser
522
Millionen Kilogramm
Mikrofasern in die Ozeane
Biodiversität
leidet

↑ *Die wahren Kosten der Fast Fashion: Jährlicher Aufwand menschlicher und ökologischer Ressourcen für die Bekleidungsindustrie*

Haut, da du so keine krebserregenden Stoffe trägst und zudem gut für die Umwelt, da die verwendeten Chemikalien bei herkömmlichen Textilien nicht ausreichend recycelt werden.

Ein weiterer Pluspunkt: Biobaumwolle benötigt aufgrund nachhaltigerer Anbaumethoden auch weniger Wasser: Tröpfchen- und Regenbewässerung können sogar bis zu 90 Prozent Wasser sparen.

Wichtig: Nachhaltige Baumwolle ist nicht gleich Biobaumwolle: Derzeit werden weniger als ein Prozent der Baumwolle biologisch angebaut. Firmen werben oft mit eigenen »Nachhaltigkeits«-Labels, die Kollektionen

»Fast fashion isn't free.
Someone, somewhere, is paying.«
Lucy Siegle

bestehen dabei aber oft nur teilweise aus Biobaumwolle. Materialbezeichnungen und Labels solltest du daher kritisch prüfen: »Handelt es sich um zertifizierte Bioware oder um nicht-zertifizierte Eigenbezeichnungen? Oder sprechen die Unternehmen vielleicht nur von ›nachhaltiger‹ Baumwolle?« »Nachhaltige« Baumwolle macht inzwischen fast 30 Prozent der weltweit verarbeiteten Baumwolle aus, sie kann aber im Gegensatz zu biologisch angebauter Baumwolle unter Einsatz von Pestiziden und mit gentechnisch verändertem Saatgut hergestellt werden.

Das Problem fair produzierter Mode ist, dass sie auf den ersten Blick teurer ist. Durch die große Konkurrenz an billiger Mode, kann es so leicht passieren, sich wieder zum Überkonsum verleiten zu lassen.

Für mich überwiegen jedoch die Vorteile von Fair Fashion:

» Wer faire Kleidung kauft, schafft sichere Arbeitsplätze und unterstützt aktiv nachhaltige Werte in der Industrie.

» Die Qualität ist gesichert und es gibt ein Rückgaberecht bei Fehlern.

» Man unterstützt auch nach außen hin tolle Labels.

FAIR-FASHION-EINKAUFSGUIDE

Hier findet ihr eine Vielzahl fairer Labels, die ich persönlich sehr gerne mag:

Unterwäsche
» Organic Basics
» Erlich Textil
» Lovjoi
» Coco Malou
» love stories
» Anekdot
» troo_ch
» underprotection
» nette rose

Swimwear
» WOODSTRK
» Woodlike ocean
» Underprotection
» Pura Clothing
» Anekdot
» Margaret Hermione
» Boochen
» Lemon spicy
» Lilia the label
» my marini
» two thirds
» essentials for zula
» inaska swimwear
» Wanderlust swim

Sport
» indigo luna
» Hey Honey
» Mandala
» Studio Kolektif
» OGNX
» Lola studio

Basics
» Funktionsschnitt
» Rotholz
» EYD
» Waschbär
» Hess Natur
» Grundstoff
» Wunderwerk
» goat organic apparel
» Grüne Erde

Kleidung
» armed angels
» hess natur
» dariadeh
» Patagonia
» JAN N JUNE
» Recolution
» j-lab3l
» Rita Row
» Thinking Mu
» Kings of Indigo
» Mila Vert
» Fridays Project
» womom
» vietopiathebrand

Schuhe
» CVEJA
» GOOD GUYS DON'T WEAR LEATHER
» Mireia Playa
» Flamingos life

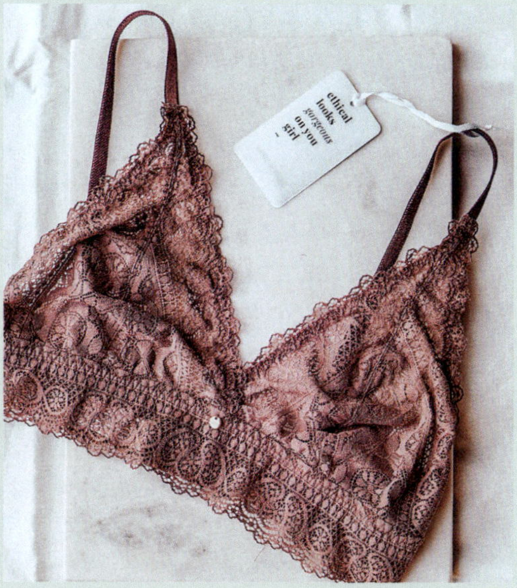

↑ *Schöne nachhaltige Dessous gibt es z. B. von »Coco Malou«*

FAIR-FASHION-ZEICHEN IM ÜBERBLICK

Fair, ökologisch, soziale Verantwortung ... Kann ja jeder sagen! Doch einige unabhängige Organisationen sind transparent und garantieren wirkliche Fairness. Um einen Überblick zu haben, welche Firmen wirklich fair sind und welche Marken Greenwashing betreiben, helfen dir einige unabhängige Zeichen. Greenwashing ist dabei die kritische Bezeichnung für PR-Methoden, die einem Unternehmen in der Öffentlichkeit ein umweltfreundliches und verantwortungsbewusstes Image verleihen sollen, ohne dass es dafür eine hinreichende Grundlage gibt. Das ist beispielsweise dann der Fall, wenn Marken eine »conscious collection« anbieten, ansonsten aber wenig Transparenz über die nachhaltigen Ziele und ethischen Grundsätze des Unternehmens gegeben ist. Unabhängige Labels sind etwa:

	Der Blaue Engel Das Label der Bundesregierung erfüllt besonders hohe Ansprüche im Bereich der Umweltfreundlichkeit. Des Weiteren wird eine umfassende Chemikalienregelung entlang des gesamten Produktionsprozesses gewährleistet. Das Umweltzeichen kontrolliert die Rohstoffproduktion und Herstellung.
	GOTS Das GOTS-Logo setzt mindestens 70 Prozent Naturfasern aus kontrolliert biologischem Ursprung voraus. Bis zu 30 Prozent Recyclingfasern dürfen hinzugemischt werden. Das Zeichen steht für die Einhaltung hoher ökologischer und sozialer Standards. Die gesamte textile Lieferkette muss nach diesen Standards zertifiziert sein.
	ECOCERT ECOCERT ist ein internationaler, unabhängiger Kontrollverband. Er kontrolliert und zertifiziert weltweit Lebensmittelsicherheit sowie Produkte des ökologischen Landbaus und Produkte in anderen Bereichen ökologischer Erzeugnisse. Ecocert zertifiziert hier nach dem Ecocert Standard für Öko- und Recycling-Textilien (ERST). Die Zertifizierungen schließen die entsprechenden Verantwortlichkeiten entlang der gesamten Lieferkette mit ein.
	Fairtrade Das Fairtrade-Siegel zeichnet Produkte mit Mindestpreisen oberhalb des Weltmarktniveaus aus, die den Produzentenfamilien zugutekommen. Die Einhaltung der Anforderungen wird durch unabhängige Kontrollen überprüft. Das Fairtrade-Siegel berücksichtigt neben sozialen auch ökologische Kriterien. Es gibt einen ökologischen Mindeststandard und einen fortgeschrittenen Standard mit strengeren ökologischen Kriterien, der landwirtschaftlichen Betrieben eine Annäherung an biologische Landwirtschaft ermöglicht.

	Fair Wear Foundation Fair Wear setzt sich für die Verbesserung der Arbeitsbedingungen von Textilarbeiter*innen ein. Gemeinsam mit seinen Partnern unternimmt Fair Wear praktische Schritte und testet neue Lösungen, um einen besseren, faireren Weg zur Herstellung von Kleidung zu finden.
	MADE IN GREEN by OEKO-TEX® Das MADE IN GREEN Produktlabel wird für Textilien und Lederartikel aller Art vergeben. Das Label gewährleistet, dass ein Artikel auf Schadstoffe getestet wurde und unter umweltfreundlichen, sozialverträglichen Arbeitsbedingungen hergestellt wurde. Mit Hilfe einer Produkt-ID auf dem Label können Verbraucher nachverfolgen, in welchen Ländern und Produktionsbetrieben der Artikel hergestellt wurde.
	Naturland Im Textil-Bereich kennzeichnet das Naturland-Siegel Produkte aus Biobaumwolle, bei deren Produktion und Verarbeitung ökologische sowie soziale Anforderungen erfüllt werden. Die Textilien müssen mindestens zu 95 Prozent aus ökologisch erzeugten Naturfasern bestehen.
	NATURTEXTIL IVN zertifiziert BEST Das Siegel steht sowohl für die umweltverträgliche und sozial verantwortliche Herstellung als auch Verarbeitung von Naturfaser-Textilien. Nur Produkte, in denen alle Produktionsstufen zertifiziert sind und die zu 100 Prozent aus Naturfasern gefertigt sind, dürfen das Siegel tragen.
	Cradle to Cradle Certified® Dieser Ansatz verfolgt das Ziel, dass eine Kreislaufwirtschaft geschaffen wird, in der kein Abfall entsteht. Deshalb werden umweltsichere, unbedenkliche und kreislauffähige Materialien verwendet, die wiederverwertet oder biologisch abgebaut werden können. Die Anforderungen des Siegels decken daher überwiegend die frühesten Stufen der Wertschöpfung ab. Neben Umweltthemen werden auch soziale Themen entlang des gesamten Produktkreislaufes kontrolliert.
	EU Ecolabel Das EU Ecolabel ist das offizielle Umweltzeichen der Europäischen Kommission. Ziel des EU Ecolabels im Bereich Textilien ist, umweltfreundlichere Produkte und Dienstleistungen zu kennzeichnen. Das Label basiert auf einer EU-Verordnung und kennzeichnet sowohl Naturfasern als auch Kunststofffasern.

Tipp: *Auf der Website www.siegelklarheit.de erfährst du mehr über diese und weitere Labels. Für unterwegs gibt es auch die Siegelklarheit-App.*

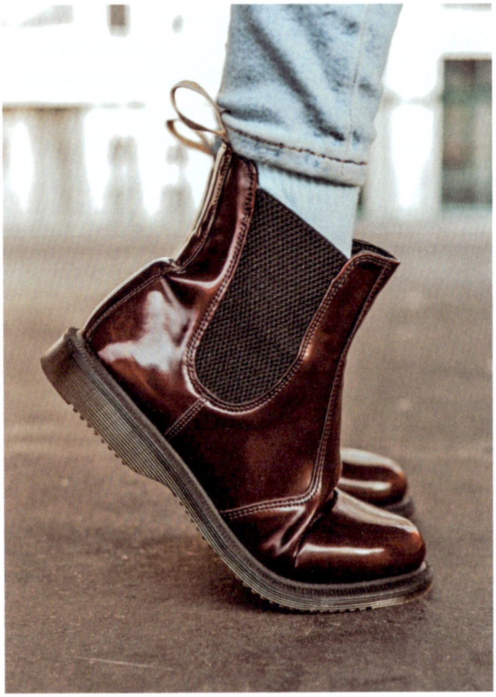

↑ *Tierleidfrei mit Lederoptik: vegane Chelsea Boots von Dr. Martens*

MODE OHNE TIERLEID – WAS HINTER PELZ, WOLLE UND CO. STECKT

Ein kuscheliger Wollpulli, die bequemen Lieblingsschuhe aus Leder, die süße Mütze mit dem Fellbommel oder die warme Winterjacke aus Daunen. Ich glaube, jeder von uns hat mindestens ein halbes Dutzend Kleidungsstücke im Kleiderschrank, bei denen zumindest teilweise Material verarbeitet wurde, das tierischen Ursprungs ist. Und oft ist uns gar nicht so bewusst, welches immense Tierleid dahintersteckt.

LEDER

Leder in der Textilindustrie

Schuhe, Gürtel, Taschen, Portemonnaies oder Patches an Jeans: Leder ist in der Modeindustrie ein häufiger Bestandteil. Schuhe aus Leder gelten als Qualitätsprodukt, hochwertige Taschen von namhaften Designern werben mit zartem Kalbsleder und Lederjacken gelten als cooles It-Piece. Leder ist ein globalisiertes Produkt geworden, bei dem Tierleid, ökologische und soziale Folgen scheinbar keine Rolle spielen. Die Billigproduktion freut die Kunden in westlichen Ländern – aber sie schadet Tier, Mensch und Umwelt enorm.

Leder ein Abfallprodukt?

Anders als häufig angenommen, ist Leder kein Abfallprodukt der Fleischindustrie, sondern vielmehr sein wirtschaftlich wichtigstes Nebenprodukt. Die Lederindustrie boomt und ist lukrativ. 2019 lag der Umsatz der deutschen Schuh- und Lederindustrie bei rund 2,5 Milliarden Euro.

In Deutschland werden laut Verband der Deutschen Lederindustrie 99 Prozent der Lederwaren importiert. Der Großteil der Lederprodukte stammt dabei aus Entwicklungs- und Schwellenländern. Um Kosten zu sparen, wird dort produziert, wo die geringsten gesetzlichen Tier- und Umweltschutzauflagen herrschen. China ist der globale Leder-Marktführer geworden, aber auch Indien oder Brasilien produzieren viel Leder. Einen wahrhaften Leder-Boom erlebt derzeit Bangladesch. Jährlich werden dort bis zu 2 Millionen (heilige) indische Kühe illegal über die Grenzen geschmuggelt. Sie werden über hunderte Kilometer getrieben, geschlagen und ihnen die Schwänze gebrochen. Eine weit verbreitete

Praxis ist auch, den Kühen Chili oder Tabak in die Augen zu reiben, damit sie vor Schmerzen wieder aufstehen. Völlig entkräftet gelangen die Tiere letztlich auf die Rindermärkte Bangladeschs, wo ihnen bei vollem Bewusstsein die Kehle aufgeschnitten wird und sie teilweise noch lebend gehäutet werden.

Giftige Substanzen in der Lederindustrie: gefährlich für Mensch und Umwelt!
Auch die Weiterverarbeitung des Leders in Gerbereien ist mit viel Leid verbunden. In Indien werden häufig Kinder zur Gewinnung und zum Gerben von Leder eingesetzt. Die Handelsunternehmen selbst wissen meist nicht, wer in den einzelnen Produktionsstätten der langen Lieferkette arbeitet.

Ohne Handschuhe, Mundschutz und mit unzureichendem Schuhwerk sind die Arbeiter für wenige Cent in der Stunde den hochgiftigen Chemikalien ausgesetzt, um preiswerte Produkte für den Endverbraucher zu fertigen. Die Chemikalien reizen die Atemwege, führen zu Hautausschlägen sowie Kopfschmerzen und erhöhen das Krebsrisiko.

Auch ökologisch betrachtet ist Leder ein Desaster. Die Produktion von Leder erfordert hohe Wassermengen. Wenn das Wasser mit den Chemikalien in Kontakt tritt, laufen die toxischen Mixturen meist ungefiltert ab und vergiften Böden und Grundwasser. Das Wasser wird dadurch für den täglichen Gebrauch gefährlich und schädigt die Bevölkerung im Umkreis. Zusätzlich werden Flüsse vergiftet und Ökosysteme zerstört.

Das einstige »Naturprodukt« ist so stark behandelt, dass selbst wir Endverbraucher noch gesundheitliche Schäden davontragen können: Chrom VI, Formaldehyd oder Anti-Schimmelmittel: Jedes dritte Lederprodukt über-

FAKTEN ÜBER LEDER

» Jedes Jahr schlachtet die weltweite Lederindustrie mehr als eine Milliarde Tiere.

» Leder ist kein Abfallprodukt der Fleischindustrie.

» 99 Prozent der Lederwaren in Deutschland werden importiert.

» Die Herstellung findet in Schwellenländern statt, in denen die geringsten Umwelt- und Tierschutzauflagen herrschen.

» Neben Rindern, Schafen und Ziegen werden in China auch Hunde und Katzen für die Lederproduktion getötet.

» Die ungefilterten Abwässer von Ledergerbereien in Asien verseuchen Flüsse und das Grundwasser.

» Jedes dritte Lederprodukt in Deutschland überschreitet die gesundheitsgefährdenden Grenzwerte schädlicher Stoffe.

» »Made in«-Labels sagen nichts über den Ursprung des Leders aus.

schreitet laut diversen Untersuchungen die Grenzwerte und erhöht damit für den Träger das Risiko, Allergien zu entwickeln, an Krebs zu erkranken oder sogar das Erbgut zu verändern.

Die fehlende Kennzeichnungspflicht sorgt beim Verbraucher zudem dafür, dass er die Ware nicht eindeutig identifizieren kann. So ist es zum Beispiel möglich, dass der Endverbraucher unwissentlich Hundeleder kauft. Doch auch wenn der Kunde die mangelnde Deklarierung erkennt und beanstandet, würde dies ohne rechtliche Konsequenzen bleiben.

Auch vermeintliche Qualitätsnachweise wie etwa ein »Made in«-Aufdruck kennzeichnen nur, in welchem Land die Einzelteile vernäht wurden. Woher das Leder ursprünglich stammt, in welchen Ländern es zu welchen Arbeitsbedingungen »veredelt« wurde und wie die einzelnen Produktionsstätten der Ware aussahen, verrät derzeit kaum ein Label.

Kunstleder als Alternative?

Wer auf Leder verzichten, die Optik aber nicht missen möchte, kann mittlerweile auf unzählige Lederalternativen zurückgreifen. Die Häufigste ist dabei aus Kunststoff. Immer häufiger kommen aber auch Pflanzenfasern zum Einsatz, um lederartige Materialien herzustellen. Die Alternativen auf nachwachsender Basis sind nicht nur tierfrei, sondern zugleich umweltverträglich und ressourcenschonend.

Kunstleder: Vor- und Nachteile von Plastik

Bei synthetischen Lederimitaten denkt man wahrscheinlich zuerst an das typische »Plastikleder«. Aus Kunststoff ist jedoch nur die obere Schicht – dafür werden entweder Weich-PVC oder Polyurethan (»PU-Lederimitat«) verwendet. Beschichtet werden damit textile Trägergewebe aus Chemie- oder Natur-

CHECKLISTE

Labels mit veganem Leder:

Schuhe
» Mireia Playa
» Will's vegan shoes
» VEJA
» Flamingo's life
» Nae vegan shoes

Gürtel
» Mila Vert
» Will's Vegan Shop
» Noani
» Matt & Nat

Taschen
» Angela Roi
» JW PEI
» Denise Roobol

Portemonnaies
» Matt & Natt
» Nuwaai
» LaBante
» natventure

Dokutipp
»Gift auf unserer Haut«

fasern. Kunststoffleder lassen sich leicht bearbeiten und sind vielseitig einsetzbar – sie werden für Polstermöbel, Autositze, Schuhe, Taschen und vieles mehr verwendet. Von der Optik her können sie kaum von tierischem Leder unterschieden werden.

Lederalternative Mikrofasern: die bessere Wahl?
»Micronappa«, »Microsuede« oder »Ultrasuede« sind Bezeichnungen für synthetische Lederimitate aus Mikrofasern. Darunter fallen zum Beispiel Polyamid, Nylon, Polyester oder Polyurethan, die oftmals auf einem Baumwollgewebe verwoben sind. Wie beschichtetes Kunstleder, lassen sich Mikrofasern zu Stoffen mit unterschiedlicher Optik und Haptik verarbeiten und bieten viele Einsatzmöglichkeiten. Vorteil der Mikrofasern gegenüber kunststoffbeschichteten Exemplaren: Sie sind weitgehend atmungsaktiv.

Ökologische Probleme von synthetischen Lederimitaten und Alternativen
Viele Hersteller produzieren synthetische Kunstleder und die Ergebnisse schwanken – nicht nur in der Qualität, sondern auch unter Nachhaltigkeitsaspekten. Der ökologische Nachteil von Synthetiks besteht darin, dass für die Produktion der verwendeten Chemiefasern Erdöl und eine enorme Menge an Energie notwendig ist. Auch die Entsorgung der Kunstleder birgt Probleme: Sie sind nicht biologisch abbaubar und sorgen für weiteren Plastikmüll. Außerdem enthalten die Produkte oft Weichmacher und Lösungsmittel.

Eine umweltfreundlichere Alternative sind synthetische Leder aus recycelten Kunststoffen. Auch Upcycling ist eine tolle Idee: Alte Fahrrad- und Autoreifen bekommen so ein zweites Leben als Schuhe oder Taschen. Zahlreiche pflanzliche Lederalternativen bestehen zum Beispiel aus Ananas- oder Eukalyptusblättern, Apfeltrester (Pressrückstände der Apfelsaftherstellung), Obstabfall oder Kork.

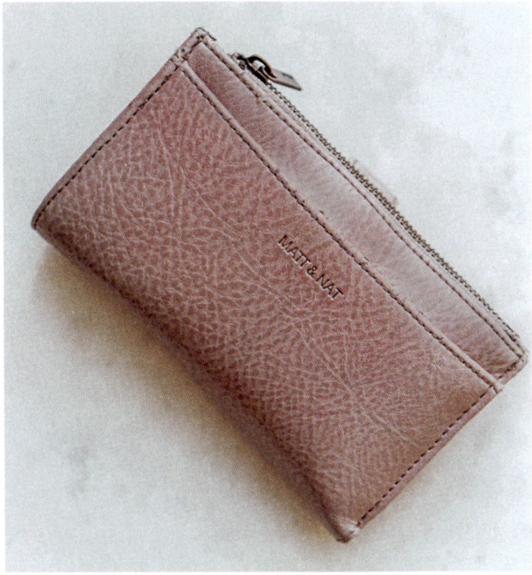

↑ *Veganer Ledergeldbeutel von Matt & Nat*

PELZ

Ob Pelzmäntel, fellige Mützenbommel oder als Besatz an (Winter-)Jacken: Pelz ist bei vielen Menschen immer noch Prestigeobjekt und trendiges Kleidungsstück. Was viele dabei vergessen: die qualvolle Realität, woher und von wem der Pelz eigentlich stammt.

Was genau ist Pelz?
Unter Pelz versteht man die abgezogene Haut von Tieren, die ein besonders dichtes und fei-

nes Haar (mehr als 400 Haare pro Quadratzentimeter) haben. Dadurch unterscheidet es sich auch von Leder.

Welche Tiere werden für die Pelzproduktion verwertet?
Für die Pelzproduktion werden vielerlei unterschiedliche Tiere getötet. Die häufigsten Zuchttiere sind dabei Füchse, Iltisse, Nerze, Marderhunde, Nutrias und Chinchillas.

Wie werden Pelztiere gehalten?
Momentan stammen knapp 85 Prozent aller Felle für die Pelzindustrie von Tieren, die auf Farmen gezüchtet werden. Hierbei werden sie im Sinne der Wirtschaftlichkeit in winzige, verdreckte Drahtgitterboxen gesteckt, in denen sie sich kaum bewegen können.

In Studien mit Nerzen wurde erforscht, dass Wildtiere auch nach Generationen in Gefangenschaft nicht domestiziert sind und in der Pelzzucht besonders dann enorm leiden, wenn sie angeborenen natürlichen Verhaltensweisen nicht nachgehen können. Doch genau das ist auf Pelzfarmen der Fall: Die Käfighaltung beraubt sie dabei jeder Möglichkeit, sich artgerecht zu verhalten.

Nerze, die eigentlich semiaquatisch leben, also an Land und an Wasser, können sich nie im Wasser bewegen. Füchse haben in den Drahtkäfigen keine Möglichkeit zum Graben und Wühlen und Marderhunden bleibt die Futtersuche im Revier verwehrt. Die artwidrige Haltung auf Pelzfarmen hat zur Folge, dass viele der eingesperrten Tiere wahnsinnig werden: Sie verstümmeln sich selbst oder fügen sich Bisswunden zu. Auch Kannibalismus untereinander oder stundenlanges sich im Kreis Drehen sind Nachwirkungen der für die Tiere so qualvollen atypischen Haltung.

Bei der Tötung der Tiere wird allein auf die Unversehrtheit und Qualität des Pelzes geachtet. Nerze werden zum Beispiel gemeinsam in Kisten gestopft und mit heißen, ungefilterten Auspuffgasen aus Lkw-Motoren vergast. Weil Auspuffgase meist langsam und auch unzuverlässig töten, sind einige Tiere noch bei Bewusstsein, während sie gehäutet werden. Auch die Tötung per Elektroschock ist unvorstellbar grausam: Den Tieren wird dabei eine Elektrode in den Mund und eine zweite in den After eingeführt und an Strom angeschlossen. Die Tiere erleiden dadurch einen Herzinfarkt und verbrennen quasi innerlich. Eine weitere Praxis, die häufig auf chinesischen Märkten ausgeübt wird, ist das Zertrümmern der Schädel mit Hilfe von Eisenstangen. All diese Tötungsweisen sind barbarisch, absolut nicht zeitgemäß und sollten deshalb auf keinen Fall für ein Pelzaccessoire akzeptiert werden.

Pelz: schädlich für die Umwelt und die Gesundheit!
Die Pelzproduktion schadet nicht nur den Tieren, sondern auch der Umwelt und unserer Gesundheit: Die Haltung und Ernährung der meist fleischfressenden Wildtiere benötigt eine enorme Menge an Futtermitteln, Wasser und Anbauflächen. Des Weiteren sorgen die Ausscheidungen der Tiere zur Versäuerung des Ökosystems.

Damit die Tierpelze nicht verwesen, werden die Felle außerdem unter hohem Energieaufwand gekühlt oder mit Unmengen an umweltbelastenden Salzen bedeckt. Um die Pelze haltbar zu machen, werden bei der Gerbung außerdem umweltschädigende Chemikalien wie Chrom III, Aluminium und Schwefelsäure verwendet. Gegerbt wird (wie bei Leder) häufig in Billigproduktionsländern, wo die giftigen Abwässer meist ungefiltert in die Natur abfließen. Laboruntersuchungen haben in Pelzprodukten aller Preisklassen Rückstände krebserregender, allergieauslösender und hormonverändernder Chemikalien festgestellt, die bei Hautkontakt zu Erkrankungen wie Krebs, chronischen Vergiftungen und Allergien führen können.

Achtung: Echtpelz wird nicht immer gekennzeichnet!
Grundsätzlich muss jedes Kleidungsstück, das Teile tierischen Ursprungs enthält, in Europa (entsprechend der Textilkennzeichnungsverordnung) mit dem Hinweis »Enthält nichttextile Teile tierischen Ursprungs« gekennzeichnet sein. Darunter fallen auch Fell-, Leder- oder Hornteile. Nicht deklariert werden muss, welcher Bestandteil des Produkts tierischen Ursprungs ist (wie der Fellkragen einer Jacke, Lederbesatz an Taschen oder Knöpfe aus Horn). Es muss außerdem nicht angegeben werden, welche Tierart verwendet wurde, wo sie herkommt oder wie die Tiere gehalten und getötet wurden.

Auch müssen lediglich Produkte gekennzeichnet werden, die zu mindestens 80 Prozent aus Textilfasern bestehen, was bei Lederjacken oder Pelzmänteln nicht der Fall ist. Aus der Verordnung ergibt sich keine Kennzeichnungsverpflichtung für Produkte, die zu mehr als 20 Prozent aus nichttextilen Teilen tierischen Ursprungs bestehen. Eine einheitliche europäische Regelung zur Kennzeichnung von Pelzen besteht zudem nicht.

Wie unterscheide ich echten von künstlichem Pelz?
Echt- und Kunstpelz voneinander zu unterscheiden, ist manchmal schwieriger als gedacht. Folgende Tipps helfen dir, Echtpelz von Kunstfell zu unterscheiden:
» Echtes Fell glänzt stärker als Kunstfell. Ins Fell pusten: Echte Haare bewegen sich leichter im Wind als etwas starrere Kunsthaare.
» Haare auseinanderklappen, Untergrund untersuchen: Leder weist auf echten Pelz hin. Bei einem Webpelz ist das gewobene Textilgewebe erkennbar. Manchmal sind aber auch echte und künstliche Haare vermischt auf Textilgewebe genäht.
» Feuerprobe: Ein paar Haare abzupfen, anzünden und riechen. Riecht es nach verbranntem Horn und zerfällt das Haar zu Asche, ist es echt. Kunsthaar riecht nach verbranntem Plastik und es bleibt ein kleiner Klumpen zurück. Der »Feuertest« ist jedoch nur möglich, wenn das Kleidungsstück schon gekauft wurde, doch dann ist es schon zu spät.

Mode ohne Pelz: Fur Free Retailer Program
Immer mehr Modemarken distanzieren sich öffentlich von echtem Pelz in ihren Kollektionen. Die internationale Initiative »Fur Free Retailer Program« führt die Händler auf, die sich schriftlich verpflichtet haben, auf echte Pelzprodukte zu verzichten. Eine Liste sämtlicher Hersteller, die auf echtes Fell in ihren Produkten verzichten, findest du auf der Internetseite von Fur Free Retailer. Diese Unternehmen werden auch regelmäßig kontrolliert.

WOLLE

»Wolle wärmt wunderbar im Winter«, heißt es. Und das stimmt auch. Und trotzdem sollten wir alle auf pflanzliche Alternativen umsteigen, die uns genauso kuschlig durch die

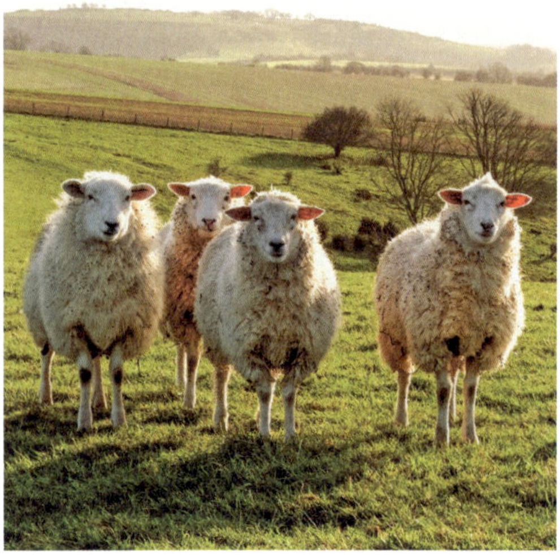

↑ *Schafen wurde der natürliche Fellwechsel weggezüchtet*

kalte Jahreszeit bringen. Denn glückliche Tiere gibt es in der Wollindustrie nicht!

»Aber Schafe müssen doch geschoren werden?«

Natürlicherweise produzieren Schafe nur so viel Wolle, wie sie für ihren Schutz gegen extreme Witterung brauchen. Das Wollvlies isoliert den Körper der Tiere sowohl gegen Kälte als auch gegen Hitze. Um mehr Geld mit Wolle zu verdienen, wurde der natürliche Fellwechsel aber sowohl bei Schafen als auch bei Alpakas, Angorakaninchen und Angoraziegen (Mohair) weggezüchtet. Nur aufgrund dieser unnatürlich hohen Fellmenge sind die Tiere auf eine regelmäßige Schur durch Menschen angewiesen.

Der Zeitpunkt der Schur entscheidet dabei über das Überleben der Tiere: Schert man die Wolle zu spät, können die Tiere in Hitzeperioden an Überhitzung leiden. Wenn jedoch plötzliche Kältewellen auftreten, können ganze Herden erfrieren und sterben, wenn sie zuvor geschoren wurden. Die Gewinnung der Wolle läuft dabei so ab, dass die Tiere meist ein- oder zweimal im Jahr geschoren werden. Anschließend werden die Tierhaare gewaschen, gefärbt und getrocknet. Danach spinnt man sie zu langen Wollfäden, aus denen Stoffe gewebt werden können.

Woher kommt unsere Wolle?

Für die Wollproduktion kommen verschiedene Tierarten zum Einsatz. Die häufigste Verwendung findet Schafwolle. Doch auch Kaninchen, domestizierte Kamel- oder Ziegenarten können für Wolle (aus-)genutzt werden. Die häufigsten Wollarten sind:

Schurwolle (Schafwolle): sehr hochwertig, vergleichsweise kostengünstig; weich und anschmiegsam; wasserabweisend: Die Schafe werden unter enormem Stress und Zeitdruck geschoren, was häufig zu schmerzhaften Verletzungen und zum Tod führt.

Angorawolle (Fell des Angorakaninchens): sehr wärmend. Den Angorakaninchen werden auf Käfigfarmen in China, von denen 90 Prozent der Angorawolle stammt, bei lebendigem Leib das Fell aus der Haut gerissen.

Alpakawolle (stammt vom Alpaka-Kamel): formstabil und extrem langlebig, zählt zu den edelsten und teuersten Tierfasern; gut zu verarbeiten. Alpakas werden mit ausgestreckten Beinen auf einer Vorrichtung fixiert. Oftmals schreien sie lauthals und spucken vor Angst, weshalb ihnen häufig zusätzlich ein Beutel über das Maul gestülpt wird.

Mohairwolle (Wolle der Angoraziegen): deutlich feiner als »normale« Schurwolle. Für die Schur werden Tiere auf den Boden gedrückt und die Beine festgebunden. Oftmals werden dabei ganze Hautlappen mit abgeschnitten.

Kaschmirwolle (gewonnen aus dem Flaumhaar der Kaschmirziege): sehr wärmend, obwohl leicht und dünn. Den Tieren werden die Haare mit einem scharfen Kamm ausgerissen, während sie vor Schmerz schreien.

Die grausame Prozedur der Schur

Die Prozedur der Schur stellt eine Qual für die Tiere dar. Sowohl Schafe als auch Kamele, Ziegen und Kaninchen sind ihrer Natur nach Fluchttiere, die Stress entfliehen. Um besonders wirtschaftlich zu handeln, wird jedoch auf die Tiere selbst wenig bis keine Rücksicht genommen. Weil die Schur oft nicht von Hand, von geschultem Personal und mit der nötigen Zeit und Achtsamkeit erfolgt, erleiden die Tiere neben dem erheblichen Stress oft auch starke Schnittverletzungen. Da in dieser – wie in vielen anderen Branchen – das Credo »Zeit ist Geld« herrscht, »kann« auf Befindlichkeiten der Tiere (Schmerz, Todesangst, Verzweiflung) nicht geachtet werden.

Das Leid geht weiter: Mulesing, Schwanzamputation und Kastration

Rund ein Viertel der gesamten weltweit verkauften und verarbeiteten Wolle kommt aus Australien. Und auch rund die Hälfte der weltweit gehandelten Merinowolle stammt von australischen Schafen.

Um besonders viel Wolle zu liefern, wurden den Merinoschafen zusätzliche Hautfalten angezüchtet. Das hat zur Folge, dass sich in den Falten Urin und Feuchtigkeit sammeln, die eine bestimmte Fliegenart zum dortigen Ablegen ihrer Eier anzieht. Die geschlüpften Larven ernähren sich anschließend vom Fleisch der lebenden Tiere. Um das zu verhindern, wird die grausame Methode des »Mulesing« praktiziert: Den Lämmern werden nach schmerzhafter Fixierung ohne Narkose der Schwanz und riesige Fleischstreifen an den Beinen und rund um den Schwanz herausgeschnitten, damit die Fliegen auf der nun glatten, vernarbten Fläche keine Eier mehr ablegen.

Mit dem Mulesing ist die Qual der Schafe noch nicht vorbei. Bis zur zehnten Lebenswoche können den Lämmern die Schwänze amputiert und männliche Lämmer kastriert werden. Alle Eingriffe erfolgen dabei ohne Narkose! Diese Eingriffe gelten auch für Schafe aus kontrolliert biologischer Tierhaltung.

Auch die Tiere in der Wollindustrie werden getötet!

Sobald die Wollleistung von Tieren in der Wollindustrie nachlässt, werden fast alle von ihnen geschlachtet, um ein letztes Mal wirtschaftlichen Profit zu erzielen. Eine vor allem in Australien verbreitete Praxis sind sogenannte Lebendexporte. Dabei werden jährlich Hunderttausende Schafe auf überfüllten Schiffen in Länder des Nahen Ostens transportiert. Die Tiere befinden sich häufig mehrere Wochen in ihren eigenen Fäkalien und haben oft keinen ausreichenden Zugang zu Nahrung oder Wasser. Knapp zehn Prozent der verschifften Schafe sterben aufgrund der katastrophalen Bedingungen während der Überfahrt. An ihrem Bestimmungsort gibt es oftmals keinerlei Gesetze, die Tiere vor Leid und Misshandlung schützen. So erwartet die überlebenden Schafe in den Zielländern meist das Schicksal der Schächtung, das Schlachten ohne Betäu-

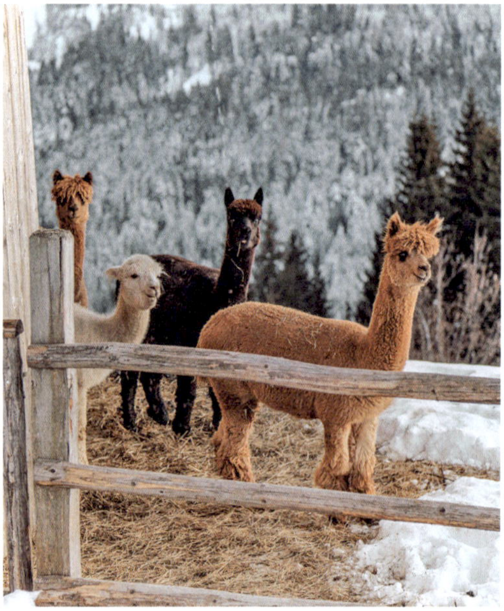

↑ *Alpakawolle steht auf Platz zwei der umweltschädlichsten Textilien*

bung. Auch Kaschmirziegen, Angoraziegen (Mohair), Angorakaninchen und Alpakas werden je nach Produktionsland oftmals ohne jegliche Form der Betäubung getötet, sobald die Wollleistung abnimmt.

Ist Wolle nicht trotzdem nachhaltig und ein Naturprodukt?

Neben dem Tierleid hat Wolle auch eine vergleichsweise schlechte Umweltbilanz, denn die Tiere benötigen extreme Mengen an Weidefläche. Besonders die Produktion von Alpakawolle trägt gewaltig zur menschengemachten Klimakatastrophe bei. Der Higg-Index vergleicht beispielsweise die Umweltkosten zahlreicher Textilfasern und sieht Alpakas auf Platz zwei der umweltschädlichsten Textilien (direkt hinter Seide). Das liegt zum einen daran, dass die Alpaka-Produktion einen enormen Flächenverbrauch hat und die Tiere zum anderen – ebenso wie Rinder – Wiederkäuer sind und dabei Unmengen an Methan ausstoßen. Zudem ist in den Ausscheidungen von Alpakas besonders viel Nitrat enthalten, was zu einer Versäuerung von Böden und Gewässern führt. Durch die Versäuerung wird das Wachstum von Algen begünstigt, das pflanzliches und tierisches Leben in den Gewässern tötet und das Grundwasser unbrauchbar macht.

Bei der Gewinnung von Schafwolle ist zudem auch das zwei- bis dreimal jährlich durchgeführte sogenannte »Pestizidbad« problematisch, das erfolgt, um den Befall mit weiteren Parasiten zu verhindern. Die Pestizide belasten dabei nicht nur die Schafe, sondern auch Gewässer, Umwelt und schließlich den Menschen – die Arbeitskräfte und die Träger von Wollkleidung. Pestizidbäder sind dabei nicht nur in Australien, sondern auch in allen großen Wolle »produzierenden« Ländern wie China, Neuseeland, Südamerika, Großbritannien, Türkei und den USA üblich.

Alternativen zu Wolle

Egal, ob Schafwolle, Kaschmir, Mohair, Angora oder Alpakawolle – Wolle ist immer mit Tierleid verbunden. Auch Zertifikate wie »Mulesing free« sind meiner Meinung nach zwar besser als nichts – die Tötung der Tiere bei nachlassender Wollleistung ist aber auch bei Bio- und fairer Wolle gegeben.

Wenn man trotzdem nicht auf die Qualität und die positiven Eigenschaften von Wolle verzichten mag, kann man ohne schlechtes Gewissen entweder Secondhand-Wollprodukte kaufen oder Labels unterstützen, die gebrauchte Wolle wiederverwenden. Eine Marke, die mit gutem Beispiel vorangeht, ist beispielsweise »Kings of Indigo«. Deren Kleidungsstücke werden aus recycelter Wolle von Post-Consumer-Wollkleidungsstücken hergestellt, die geschreddert, sortiert und mit recycelten Nylonfasern gemischt werden. Durch das Recycling der Wolle kann die Umweltbelastung um ein Vielfaches reduziert werden, da bei der Produktion von Wolle normalerweise viel Energie und Wasser verbraucht sowie viele Chemikalien eingesetzt werden.

Es gibt auch eine Fülle an pflanzlichen und synthetischen Stoffen. Materialien wie Biobaumwolle, Modal, Tencel oder Sojaseide wärmen uns ganz ohne Tierleid ebenso wie Wolle. Aber auch recycelte Kunstfasern oder Acryl imitieren Wolle optisch perfekt und sind dabei deutlich pflegeleichter als Tierwolle.

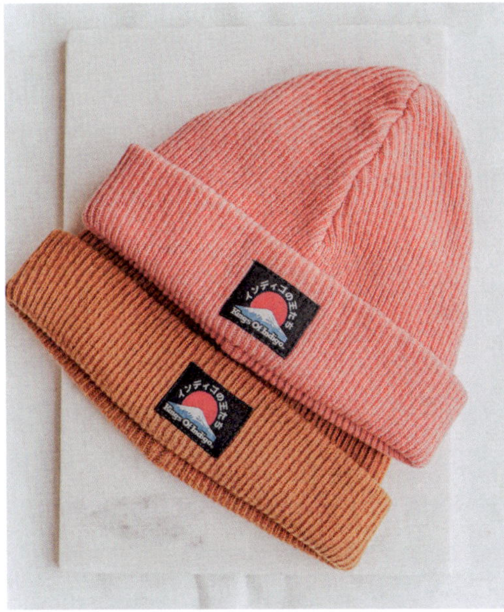

↑ *Wenn du nicht auf Wolle verzichten magst: Kings of Indigo bietet Kleidung aus 100 Prozent recycelter Wolle an*

DAUNEN

Wenn du eine Winterjacke, einen Schlafsack oder eine Bettdecke besitzt, haben sie aller Wahrscheinlichkeit nach Daunen als Futter. Denn Daunen sind unschlagbar, was die Kombination von Isolierung, Gewicht und Volumen angeht. Sie wärmen wunderbar und sind zudem (feder-)leicht, was sie insbesondere auch im Outdoorbereich beliebt macht. Doch woher kommen unsere Daunenfüllungen eigentlich?

Was sind Daunen?

Als Daunen bezeichnet man das Untergefieder von Wasservögeln wie Enten und Gänsen. Daunen sind weich und schützen die Tiere vor Kälte und Hitze. Sie unterscheiden sich von anderen Federn darin, dass sie keinen Federkiel besitzen und sehr leicht und wärmedämmend sind. Diese Eigenschaften macht sich die Daunenindustrie zunutze.

Jedes Jahr werden allein in Deutschland 19 Millionen Enten und Gänse getötet, um sie ihres Federkleides zu berauben und daraus Produkte wie Jacken, Schlafsäcke oder Decken herzustellen. Weltweit werden den Tieren die Federn auch bei lebendigem Leib aus dem Körper gerissen (»Lebendrupf«). Die meisten Daunen stammen aus China, wo der Lebendrupf gängige Praxis ist.

Ist Lebendrupf nicht in Europa verboten?

Seit 1999 gilt ein EU-weites Verbot für das Rupfen lebender Tiere. Es gibt aber eine Ausnahme: Während der sogenannten Mauser,

↑ *Daunen: weich und schön – doch leider mit viel Leid verbunden*

der Zeit, in der die Tiere natürlicherweise ihre Federn abwerfen und erneuern, darf das Gefieder »herausgekämmt« werden. Diese Methode wird »Raufen« genannt.

Doch obwohl diese Prozedur legal und vermeintlich humaner scheint, ist sie nicht unproblematisch. Erstens werden die Tiere meist nicht nach individuellem Mauserzeitpunkt selektiert und so kommt es vor, dass durch das schwere Lösen der Federn Hautfetzen mit ausgerissen werden und schmerzhafte Wunden entstehen. Zweitens bringt der Raufvorgang das Tier – ganz gleich in welchem Stadium der Mauser – in eine unnatürliche Situation und Umgebung voller Angst und Stress, die im schlimmsten Falle den Tod hervorrufen kann.

Die Profiteure davon sind die Daunenproduzenten. Sie können die Tiere im Laufe ihres Lebens mehrmals »abernten« anstatt nur einmal bei der Schlachtung. So sind auch in Deutschland produzierte Daunen im Umlauf, die zwar unter Einhaltung der gesetzlichen Vorgaben gewonnen wurden, deren Produktion aber dennoch mit großen Qualen für die Tiere verbunden ist.

Dazu kommt, dass ein großer Teil der Daunen aus Osteuropa und Ostasien importiert wird. Dort gelten die europäischen Tierschutzbestimmungen nicht.

Alternativen zu Daunen

Grundsätzlich gibt es alternative Materialien aus Naturstoffen oder Kunstfasern. Bei den Naturstoffen spielen Schurwolle, Kamelhaar, Baumwolle, Kapok oder Hanf eine Rolle. In Kissen und Decken können auch Hirse und Dinkel verwendet werden. Kunstfasern sind zum Beispiel Polyester, Acryl, Viskose oder Lyocell.

Auch eine Möglichkeit: Bettdecken aus 100 Prozent recycelten Daunen gibt es zum Beispiel von Snuuz.

SEIDE

Seide gilt als hochwertiger, edler Stoff und wird vielseitig verarbeitet. Lange Zeit war Seide ein Luxusgut, das sich nur die Reichen leisten konnten – mittlerweile ist Seide jedoch weit verbreitet.

Seide ist ein Material, das sich vor allem durch seinen Glanz und seine hohe Festigkeit auszeichnet. Außerdem wirkt sie isolierend gegen Kälte und Wärme, neigt wenig zum Knittern und ist deshalb ein beliebtes Material in der Textilindustrie. Aber hast du gewusst, dass auch Seide einen tierischen Ursprung hat und deshalb nicht vegan ist?

Was ist Seide?
Seide ist eine tierische Faser, die in kleinen Drüsen im Maul des Seidenspinners (eine domestizierte Schmetterlingsart) vor allem in China, Indien und Usbekistan hergestellt wird. Die Raupe wickelt sich in ihren Seidenfaden ein und erschafft sich dadurch einen schützenden Kokon um ihren Körper.

In welchen Textilien wird Seide verwendet?
Seide wird aufgrund der eben genannten Materialeigenschaften zum Beispiel häufig für festliche Blusen, Kleider, Unter- oder Bettwäsche verwendet.

Wie entsteht Seide?
Für die Gewinnung von Seide werden die Seidenfäden der Seidenspinner-Puppe maschinell oder von Hand zu einem Garn aufgerollt und gereinigt, wobei das Garn von den natürlichen Kleberesten der Seidenspinner befreit wird. Anschließend wird die Seide gefärbt, bearbeitet und für Bekleidung, Accessoires oder Teppiche weltweit genutzt.

Warum ist Seide nicht vegan?
Wie jede Schmetterlingsart würde auch der Seidenspinner in seiner natürlichen Umgebung eine Verwandlung vom Ei über die Raupe zur Puppe und letztlich zum geschlüpften Nachtfalter durchlaufen.

Beim Schlüpfen aus seinem Kokon durchbeißt der Seidenspinner jedoch den endlosen Seidenfaden, was die Qualität der Seide negativ beeinflussen würde. Um dem entgegenzuwirken, wird der Seidenspinner noch in der Puppenphase getötet. Hierfür werden die Kokons mitsamt den lebenden Puppen in kochendes Wasser geworfen oder heißem Wasserdampf ausgesetzt.

Für ein Gramm Seide werden circa 15 Tiere getötet. Dies bedeutet bei einer weltweiten Produktion von 192 692 Tonnen Seide (Stand 2016) den Tod von jährlich mehr als 2,8 Billionen Raupen.

Spüren Seidenspinner überhaupt Schmerz?
Eine Frage, die oft aufkommt, ist, ob Seidenspinner-Raupen denn überhaupt Schmerz empfinden können. Die Leidensfähigkeit von wirbellosen Tieren ist bis zum jetzigen Stand noch nicht ausreichend erforscht, um eine eindeutige Antwort geben zu können. Es ist jedoch bekannt, dass eine Vielzahl von Insekten schmerzvermeidendes Verhalten zeigen und negativen Reizen ausweichen. Auch bei den Seidenspinner-Puppen kann man beispielsweise beobachten, wie sie in ihren Kokons wild umherkriechen, wenn sie in kochendes Wasser geworfen werden.

Tierfreie Alternativen zu Seide
Wer die Optik und die Eigenschaften von Seide weiterhin tierleidfrei genießen möchte, kann auf eine Vielzahl pflanzlicher und synthetischer Stoffe zurückgreifen. Besonders beliebte Alternativen sind zum Beispiel Cupro, Kapok, Sojaseide, Tencel oder Modal.

Vegan und nachhaltig im Bad

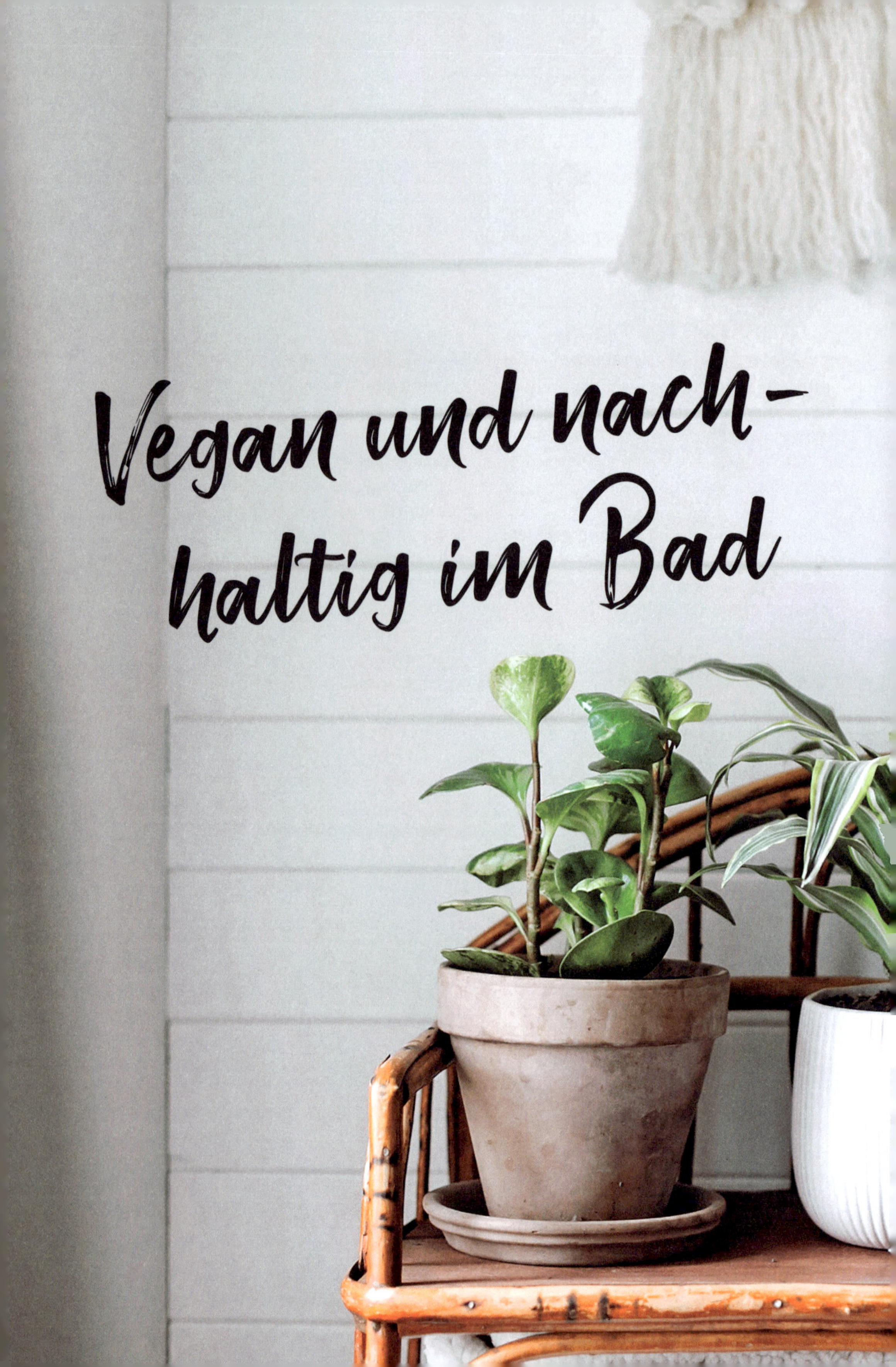

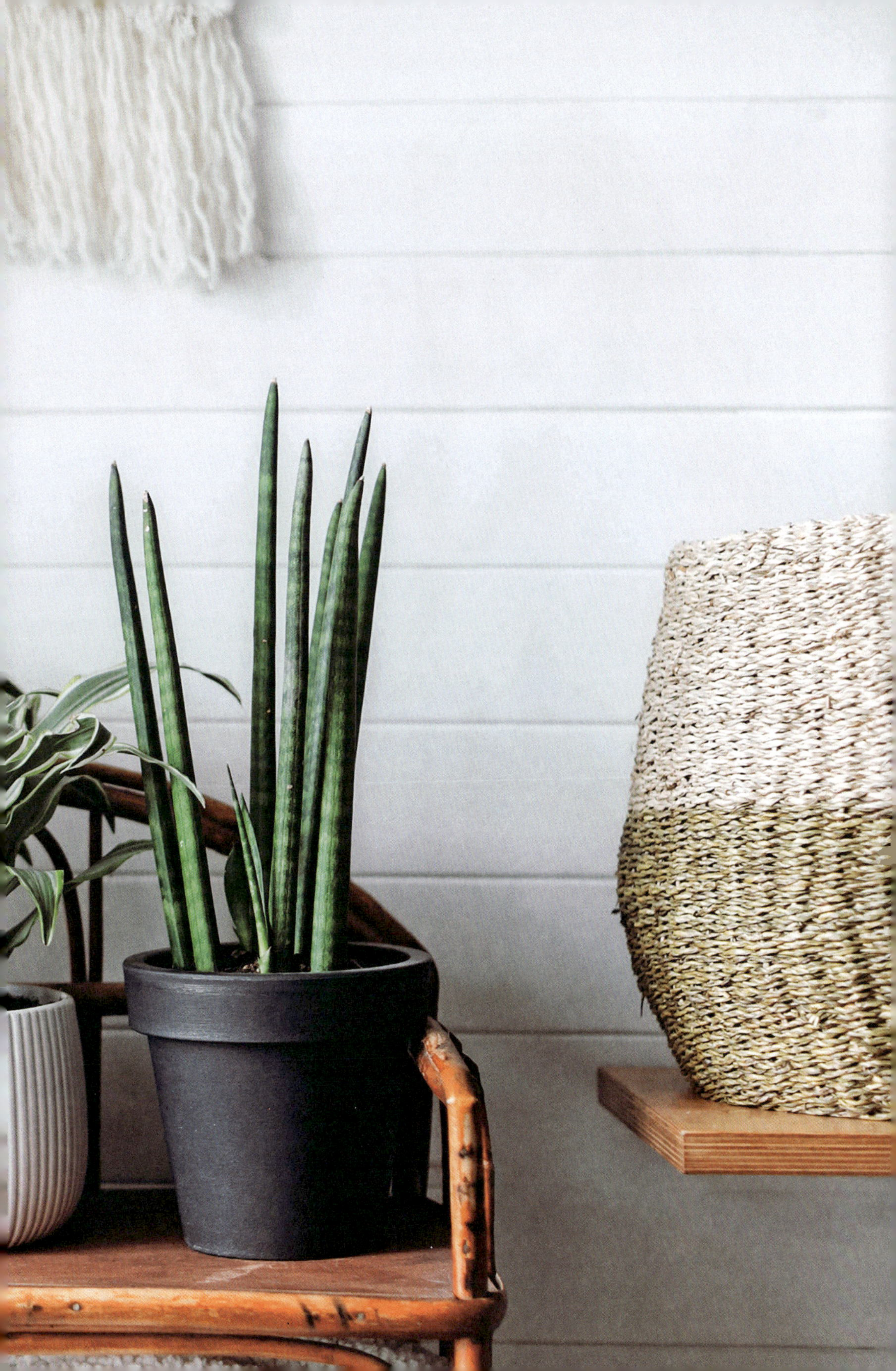

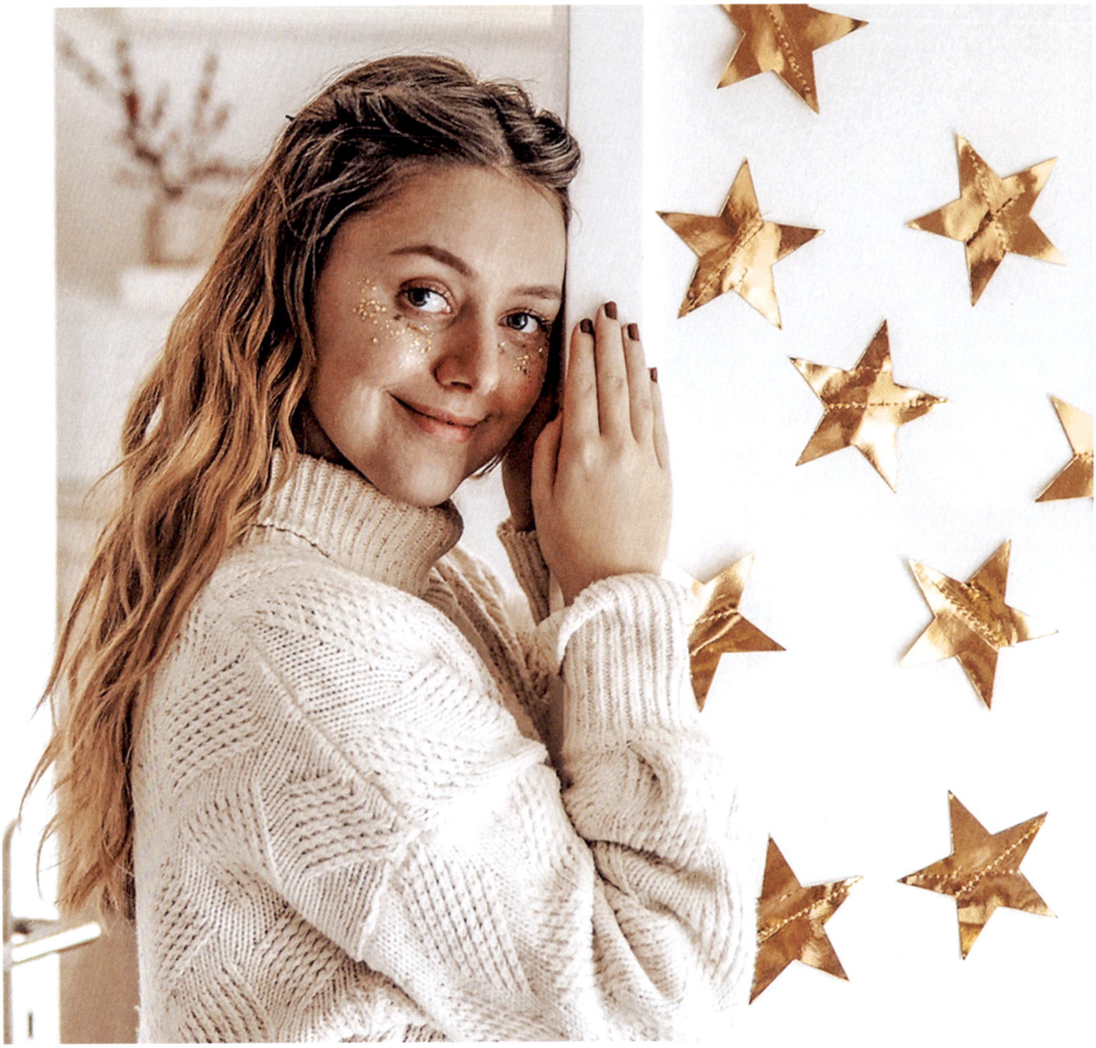

KÖRPERPFLEGE NACHHALTIG UND VEGAN

In diesem Kapitel möchte ich einige Tipps mit dir teilen, wie man Naturkosmetik von konventioneller Kosmetik unterscheiden kann, bei welchen Inhaltsstoffen du aufpassen solltest und warum Naturkosmetik nicht immer gleich Bio, vegan und nachhaltig bedeutet. Außerdem möchte ich dir zeigen, wie du ganz einfach noch mehr Nachhaltigkeit in dein Badezimmer integrieren kannst.

← *Hormonell wirksame Substanzen, Erd- und Palmöl: Was versteckt sich eigentlich hinter unseren Kosmetikprodukten?*

Das Badezimmer ist der Raum in unseren eigenen vier Wänden, in dem wir uns duschen, pflegen und hübsch machen. Und doch ist es leider ziemlich unschön, wenn wir anfangen, genauer hinzusehen, was sich eigentlich in unseren Pflegeprodukten versteckt. Hormonell wirksame Substanzen, allergieauslösende Duftstoffe, Erd- und Palmöl – unsere täglichen Pflegeprodukte enthalten oft Stoffe, mit denen man lieber nicht in Berührung kommen möchte. Zudem sind all diese Stoffe auch noch häufig mit Fachbegriffen umschrieben, die uns Verbrauchern eine transparente Übersicht der Inhaltsstoffe zusätzlich erschweren.

WAS SICH ALLES IN UNSEREN PFLEGEPRODUKTEN VERSTECKT

Konventionelle Kosmetik findet man in jeder Drogerie in allen Preisklassen. Die Werbeversprechen der Hersteller klingen wunderbar, denn wir wollen doch alle glänzendes Haar, einen strahlenden Teint oder gepflegte Haut. Doch bevor wir ein Produkt kaufen, lohnt sich ein Blick auf die Inhaltsstoffe – in herkömmlichen Pflegeprodukten finden sich nämlich leider viel zu viele Dinge, die man besser nicht auf die Haut auftragen sollte. Für einen besseren Überblick habe ich dir sechs schädliche Inhaltsstoffe zusammengestellt, die häufig in konventioneller Kosmetik verwendet werden.

1. Parabene: Konservierungsstoffe mit Nebenwirkungen

Parabene werden in Kosmetika und Pflegeprodukten oft als Konservierungsstoff eingesetzt. Das Problem dabei ist, dass Parabene im Verdacht stehen, hormonell wirksam zu sein. Außerdem werden manche Parabene mit Krankheiten und Phänomenen wie Unfruchtbarkeit, Diabetes, verfrühter Pubertät und hormonbedingten Krebsarten in Verbindung gebracht. Auch wenn die genauen gesundheitlichen Wirkungen von Parabenen in Pflegeprodukten noch nicht hinreichend erforscht sind, sollte man besser die Finger davon lassen. Auf der Inhaltsstoffliste von Kosmetika kann man sie immer an der Endung »-paraben« erkennen.

Besonders häufig werden zum Beispiel die Begriffe Methylparaben, Ethylparaben oder Pentylparaben verwendet.

2. Duftstoffe in Kosmetik: nicht nur für Allergiker problematisch

Einer der häufigsten Inhaltsstoffe in Kosmetik sind Duftstoffe. Man findet sie in fast allen Bodylotions, Duschgels oder Deodorants, wo sie als »Parfum« oder »Fragrance« deklariert sind. Viele Duftstoffe gelten jedoch als bedenklich für die Gesundheit, weil sie Allergien auslösen oder verstärken können.

Die meisten Duftstoffe sind auf Kosmetik- und Pflegeprodukten lediglich mit »Parfum« gekennzeichnet. Nur 26 Duftstoffe, die als besonders allergieauslösend gelten, müssen ab einer bestimmten Menge explizit genannt werden, wie Eugenol, Cinnamal, Citral, Limonene, Coumarin, Citronellol, Farnesol.

3. Tenside/Emulgatoren: Einlass für Schadstoffe
Polyethylenglykol, kurz PEG, und PEG-Derivate sowie Sodium-Lauryl-Sulfate werden als Tenside oder Emulgatoren in sehr vielen Kosmetikprodukten verwendet. PEG und PEG-Derivate können unsere Haut dabei sowohl für Wirk- als auch für Schadstoffe durchlässiger machen. Besonders bei gereizter Haut können diese Stoffe potenziell allergieauslösend und krebserregend sein. Nicht nur unter Gesundheits-, sondern auch unter Umweltschutzaspekten sind PEG und PEG-Derivate bedenklich: Die Stoffe werden häufig auf Basis von Erdöl hergestellt und sind deshalb schwer abbaubar. Sodium-Lauryl-Sulfate (SLS) trocknen die Haut aus, können zu Hautreizungen führen und gelten als potenziell allergieauslösend.

PEG und PEG-Derivate in Kosmetik erkennst du auf der Inhaltsstoffliste an der Abkürzung »PEG« in Verbindung mit einer bestimmten Zahl (z. B. PEG-8, PEG-15, PEG-32) oder an einem »-eth« im Namen eines Stoffes (z. B. Sodium Laureth Sulfate).

4. Aluminium/Aluminiumsalze im Deo
Auch wenn man inzwischen häufig von »Aluminium im Deo« liest und hört: Genau genommen kommen Aluminiumsalze nur in Antitranspirantien, nicht in Deos, vor. Der Unterschied dabei ist, dass Deos Schweißgeruch überdecken, während Antitranspirantien generell das Schwitzen verhindern oder reduzieren sollen. Die Aluminiumsalze in den Antitranspiratien verschließen dabei die Poren und hemmen den Schweißfluss, wodurch ein Schweißstau entstehen kann, der Hautreizungen und Juckreiz auslöst. Außerdem kann Aluminium durch die Haut in den Körper gelangen. Aluminium gilt dabei als nervenschädigend und steht im Verdacht, Wirkungen auf Fruchtbarkeit und Föten im Mutterleib zu haben. Daher lieber Deos statt Antitranspirantien nutzen, da nur diese grundsätzlich Aluminiumsalze enthalten.

Wie erkenne ich Aluminiumsalze in Kosmetik? Auf der Verpackung sind sie zum Beispiel als »Aluminium Chlorohydrate« bzw. Aluminiumchlorid gekennzeichnet.

5. Erdöl als Kosmetikinhaltsstoff
Erdöl ist in extrem vielen Kosmetik- und Pflegeprodukten enthalten, da einige Inhaltsstoffe auf Basis von Erdöl hergestellt werden. Es ganz zu vermeiden, ist daher vor allem in herkömmlicher Kosmetik schwierig. Erdöl wird zum Beispiel in Handcremes oder Lippenstiften als fettende Komponente in Form von Paraffinen verwendet, oder auch als »Wax« oder Vaseline.

Erdöl ist aufgrund der Förderung und Verwertung äußerst problematisch für die Umwelt. Außerdem wirkt es sich auch negativ auf unsere Haut aus: Die Haut kann nicht durch das Erdöl atmen und trocknet dadurch aus. So wirkt sie zwar glatt und weich, erhält aber keine echte Pflege.

6. Mikroplastik: noch immer weit verbreitet
Mikroplastik ist in Kosmetikprodukten immer noch weit verbreitet, obwohl die Problematiken schon vielfach öffentlich diskutiert wurden. Unter Mikroplastik versteht man winzige Kunststoffpartikel, die als kleine Kügelchen im Peeling oder als Füllstoffe den Produkten zugesetzt werden. Das Problem dabei ist, dass Kläranlagen Mikroplastik nicht aus dem Abwasser filtern können, wodurch die Kunststoffe in die Umwelt und anschließend in die Meere gelangen.

Von folgenden Inhaltsstoffen in Kosmetika wird abgeraten:

» Acrylate Copolymer (AC)
» Acrylate Crosspolymer (ACS)
» Polyamide (PA, Nylon-6, Nylon-12)
» Polyacrylate (PA)
» Polymethylmethacrylate (PMMA)
» Polyethylene (PE)
» Polyethylenterephthalate (PET)
» Polypropylene (PP)
» Polystyrene (PS)
» Polyurethane (PUR)

NATURKOSMETIK = NATÜRLICH, BIO, VEGAN?

Naturkosmetik ist definitiv die bessere Alternative, da viele der oben genannten Inhaltsstoffe in Naturkosmetik oder Tierversuche für die Produktion verboten sind. Doch Achtung: Naturkosmetik ist nicht gleich Naturkosmetik, denn Natur- oder Biokosmetik sind keine gesetzlich geschützten Begriffe. Außerdem ist Naturkosmetik auch nicht automatisch vegan.

> *»Der Haken: Naturkosmetik ist rechtlich nicht definiert.«*
>
> *Sven Gehrig, Dr. Hauschka*

SIND TIERVERSUCHE FÜR KOSMETIKA NICHT SOWIESO VERBOTEN?

Jein, denn an sich sind Tierversuche für Kosmetika zwar seit 2013 sowohl am Endprodukt als auch an dessen Rohstoffen in der EU verboten. Das Problem ist aber, dass das Verbot nur für den sehr geringen Teil rein kosmetischer Rohstoffe gilt. Der Großteil der Inhaltsstoffe (bis zu 90 Prozent) fällt unter die EU-Chemikalienrichtlinie und wird weiterhin an Tieren getestet.

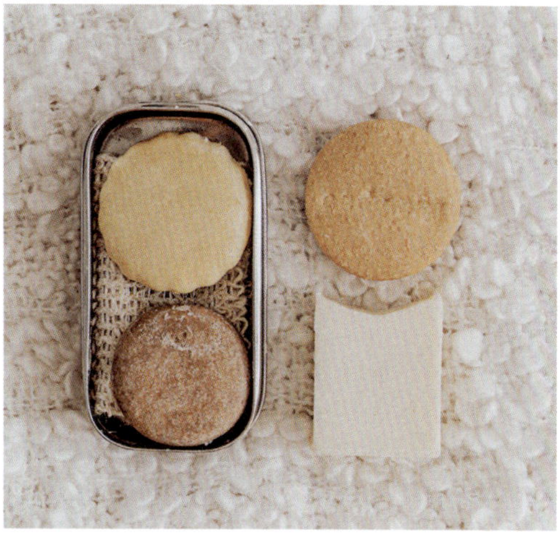

↑ *Naturkosmetik ist nicht gleich Naturkosmetik. Siegel helfen beim klaren Überblick*

Allerdings wird oft vergessen: Wenn ausländische Unternehmen ihre Produkte in China verkaufen möchten, werden gemäß der dortigen Gesetzeslage von den Behörden meist Tierversuche vorgeschrieben. Damit ist eine Firma, die innerhalb der EU zwar keine Tierversuche macht, deren Produkte aber in China an Tieren getestet werden, streng genommen nicht mehr tierversuchsfrei.

WARUM IST ZERTIFIZIERTE NATURKOSMETIK NICHT IMMER VEGAN?

Auch in zertifizierter Naturkosmetik sind bestimmte tierische Bestandteile erlaubt. Während bei Naturkosmetik der Einsatz von Rohstoffen von lebenden Tieren oder toten Insekten okay ist, werden bei veganer Kosmetik keine tierischen Bestandteile – egal, ob von lebenden oder toten Tieren – verwendet. Häufige tierische Inhaltsstoffe in Kosmetik sind zum Beispiel:

» Bienenwachs
» Elastin (Faserprotein in Wirbeltieren)
» Gelée Royale (Futtersaft, mit dem die Honigbienen ihre Königinnen aufziehen)
» Karmin (aus Cochenilleschildläusen gewonnener roter Farbstoff)
» Lanolin (Wollwachs, ein Sekret aus den Talgdrüsen von Schafen)
» Propolis (von Bienen hergestellte harzartige Masse mit antibiotischer antimykotischer Wirkung)
» Schellack (harzige Substanz aus den Ausscheidungen der Lackschildlaus)

Wenn du sicher sein möchtest, dass deine Naturkosmetik auch wirklich vegan ist, helfen dir das V-Label oder die Veganblume. Auch wichtig: Vegane Kosmetikprodukte sind nicht zwangsläufig tierversuchsfrei; auch dafür helfen dir Kennzeichnungen durch Labels!

Wie erkenne ich zertifizierte Naturkosmetik?
Wenn wir Werbung von Kosmetik sehen, sehen wir meist grüne Farben oder Pflanzen auf der Verpackung. Das ist aber leider kein Zeichen dafür, dass die Produkte wirklich natürlich sind. Oft werden chemisch-synthetische Stoffe wie Paraffin oder Silikonöl verwendet, denen lediglich geringe Mengen pflanzlicher Inhaltsstoffe beigemischt wurden.

Doch wie kann ich dann »echte« Naturkosmetik von geschickten Werbestrategien unterscheiden? Wie bei Lebensmitteln gibt es zum Glück auch bei Kosmetikprodukten unabhängige Siegel, die uns zeigen, wie natürlich ein Produkt wirklich ist. Die Siegel (siehe Seite 136) haben dabei unterschiedliche Schwerpunkte wie Tierschutz/vegane Kosmetik, Naturkosmetik oder einen fairen Handel.

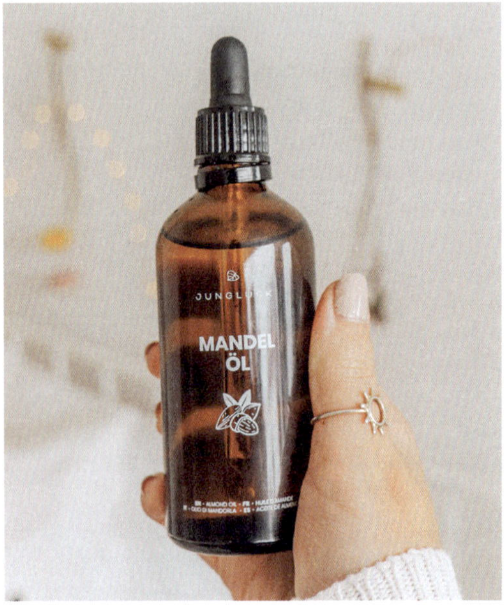

↑ *Genaues Hinsehen lohnt sich: Auch Marken ohne Siegel erfüllen manchmal die Naturkosmetik-Voraussetzungen. Ein tolles Beispiel dafür ist Junglück*

NICHT ALLE NATURKOSMETIKPRODUKTE SIND GELABELT

Einige tolle Marken wie beispielsweise Susanne Kaufmann oder Junglück verzichten bewusst auf Labels, erfüllen die Voraussetzungen zertifizierter Naturkosmetik aber trotzdem. Einige große Zertifizierer haben zum Beispiel einen Mindeststandard von acht Prozent Bioanteil in der Kosmetik. Bei Junglück hingegen liegt der Anteil meistens zwischen 80 und 90 Prozent. Auch sind in vielen Zertifizierungen Konservierungsmittel und bestimmte Duftstoffe zugelassen, auf die Junglück bewusst verzichtet. Der Nachteil der Zertifizierungen liegt hierbei unter anderem darin, dass sie viel Geld kosten (für die Firma selbst und die einzelnen Rohstofflieferanten), sodass sich vor allem kleine Hersteller, die die Standards theoretisch erfüllen, die Zertifizierung nicht leisten können.

Falls eine Firma also nicht gelabelt ist, heißt das nicht unbedingt, dass sie die Kriterien nicht erfüllt. In solchen Fällen lohnt es sich, auf deren Websites genauer nachzulesen.

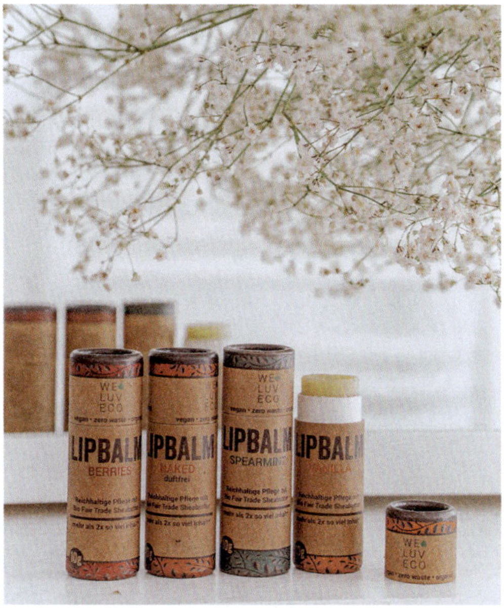

↑ *Naturkosmetik geht auch Zero Waste. Wie das funktioniert, zeigt weluveco*

VORTEILE VON ZERTIFIZIERTER NATURKOSMETIK AUF EINEN BLICK

Es gibt viele Gründe, zu zertifizierter Naturkosmetik zu greifen. Einige Vorteile habe ich dir hier nochmal zusammengefasst:

» zieht natürliche Inhaltsstoffe den synthetischen vor

» schließt bedenkliche Inhaltsstoffe komplett aus, auch wenn sie gesetzlich erlaubt sind

» verzichtet auf mineralölbasierte Rohstoffe (z. B. Mikroplastik), Parabene, PEGs und auch Silikone

» strenge Regelung des gesamten Produktionszyklus vom Anbau und der Qualität der Rohstoffe bis hin zu den Verarbeitungsprozessen und der Verpackung

» stärkt die Eigenaktivität und Selbstregulierung der Haut und unterstützt die natürliche Hautfunktion

» je nach Zertifizierungsstufe muss ein festgelegter Mindestanteil an Inhaltsstoffen aus Bioanbau stammen

All dies ist bei konventioneller Kosmetik absolut nicht gewährleistet. Sie kann der Haut sogar schaden.

Tipp: Beim Einkauf können dir die CodeCheck- oder Cosmile-App helfen. Wenn du die Produkte scannst, zeigen dir die Apps Informationen zu den verwendeten kosmetischen Inhaltsstoffen an.

DIE WICHTIGSTEN NATURKOSMETIK-SIEGEL IM ÜBERBLICK:

	BDIH-Siegel » zertifiziert wie ECOCERT nach dem COSMOS Standard » der Standard unterscheidet in Naturkosmetik und Biokosmetik (siehe unten) » für vegane Naturkosmetik kann zusätzlich das Kontrollzeichen »BDIH-vegan« vergeben werden » die Produkte dürfen nicht vom Hersteller oder vom Hersteller beauftragte Dritte an Tieren getestet werden. Gleiches gilt für kosmetische Bestandteile (sofern keine gesetzliche Verpflichtung besteht)
	Natrue-Siegel » Mindestens 75 Prozent aller Einzelprodukte » einer Marke haben dem Natrue-Standard zu entsprechen » Verwendung natürlicher Stoffe, »naturnaher« Stoffe und »naturidentischer« Stoffe » natürliche/naturnahe Stoffe stammen zu mindestens 70 Prozent aus kontrolliert biologischer Erzeugung und/oder aus kontrollierter Wildsammlung » nicht erlaubt: petrochemische Inhaltsstoffe, gentechnisch veränderte Inhaltsstoffe, synthetische Duftstoffe » das Natrue-Siegel gibt es in zwei Abstufungen: Naturkosmetik oder Biokosmetik (mindestens 95 Prozent der natürlichen/naturnahen Rohstoffe sind Bio)
	ECOCERT-Siegel » ECOCERT zertifiziert alle neuen Produkte nach dem COSMOS Standard und prüft dabei in allen Produkten die Abwesenheit von GVO, Parabenen, Phenoxyethanol, Nanopartikeln, Silizium, PEGs, synthetischen Duft- und Farbstoffen, sowie tierischen Inhaltsstoffen (außer Milch, Honig usw.). » Die Produkte müssen frei von Tierversuchen sein. Zudem dürfen nur recycelbare oder biologisch abbaubare Verpackungen verwendet werden. » Unterscheidung von »Naturkosmetik« (Cosmos Natural) und »Biokosmetik« (Cosmos Organic): Die Inhaltsstoffe in Naturkosmetik müssen alle natürlichen Ursprungs sein. Ausgenommen hiervon ist eine limitierte Anzahl an Konservierungsstoffen. Bei Biokosmetik müssen darüber hinaus mindestens 20 Prozent Biorohstoffe enthalten sein. Mindestens 95 Prozent der rein pflanzlichen Rohstoffe müssen aus ökologischem Landbau stammen. » Erfüllung bestimmter Kriterien während der Produktion: Herkunft aller Materialien muss rückverfolgbar sein, für Reinigung der Anlagen nur Verwendung zugelassener Reinigungs- und Desinfektionsmittel

FAIRTRADE contains Fairtrade ingredients	**Fairtrade-Siegel** (zusätzlich zu Naturkosmetik-Siegel) » Kennzeichnet Waren, die aus fairem Handel stammen und bei deren Herstellung bestimmte soziale, ökologische und ökonomische Kriterien eingehalten wurden » genaue Angabe darüber, wie viel Prozent und welche der Inhaltsstoffe Fairtrade-zertifiziert sind
Vegan	**Vegan-Label der Vegan Society** » Das Vegan-Label der Vegan Society verbietet die Verwendung von Inhaltsstoffen, die von lebenden oder toten Tieren stammen » Verbot von Tierversuchen in der Entwicklung und Herstellung von Produkten » einzelne Inhaltsstoffe dürfen weder vom Unternehmen selbst noch in dessen Auftrag an Tieren getestet werden » ein Stichtag, ab wann das Tierversuchsverbot gilt, wird allerdings nicht genannt
ihtn.de	**Hase mit schützender Hand** » Keine Durchführung von Tierversuchen zur Entwicklung und Herstellung des fertigen Kosmetikproduktes » keine Verwendung von Inhaltsstoffen, die nach dem 01.01.1979 an Tieren im Auftrag des Herstellers getestet wurden » keine wirtschaftliche Abhängigkeit des Herstellers von Firmen, die Tierversuche durchführen » im Gegensatz zu veganer Kosmetik sind tierische Inhaltsstoffe erlaubt, sofern diese nicht von toten Tieren stammen oder durch Tierquälerei gewonnen wurden **Tipp:** Das Zeichen wurde bis vor Kurzem vom Deutschen Tierschutzbund vergeben. Die Herausgabe eines eigenes Logo des Tierschutzbundes ist wahrscheinlich.
leapingbunny.org	**Leaping Bunny – Humane Cosmetic Standard** » Weder fertige Rezepturen noch einzelne Inhaltsstoffe dürfen von einem Unternehmen an Tieren getestet werden » es darf Tierversuche auch nicht in Auftrag geben oder sich daran beteiligen » das Kosmetikunternehmen selbst legt den Stichtag fest, ab dem es keine Tierversuche mehr durchgeführt hat und durchführen wird » das Kosmetikunternehmen muss sich von seinen Lieferanten fortlaufend schriftlich bestätigen lassen, dass Hersteller oder Lieferanten die Kriterien des Humane Cosmetic Standards erfüllen » Leaping Bunny stellt eine englischsprachige Produktsuche zur Verfügung

CHECKLISTE

Naturkosmetik-Guide

Manchmal finde ich es gar nicht so einfach, im Kosmetikprodukte-Dschungel einen guten Überblick zu finden. Um dir die Suche nach umweltfreundlicher Kosmetik zu erleichtern, habe ich dir ein paar meiner liebsten grünen Kosmetik-Onlineshops und Marken zusammengestellt. Du findest aber auch in Drogerie- oder Biomärkten mittlerweile eine tolle Auswahl an (zertifizierter) Naturkosmetik.

Grüne Onlineshops: Greenglam, Amazingy, Woodberg, najoba

Make-up: Kosas, absolution, HIRO cosmetics, ILIA, RMS Beauty

Nagellacke: Nailberry, Kia Charlotta, gitti, oz, Kester

Gesichtspflege: Junglück, Weleda, Demeter, Dr. Hauschka, Madara

MEHR NACHHALTIGKEIT UND ZERO WASTE IM BADEZIMMER

Für mich gehen ein veganer Lebensstil und mehr Achtsamkeit mit unseren Ressourcen Hand in Hand. Und dabei habe ich mit der Zeit immer mehr bemerkt, wie viele Produkte vor allem im Badezimmer nur einmal verwendet werden, bevor sie im Müll landen. Das kann man aber zum Glück ganz einfach ändern, denn es gibt wahnsinnig viele tolle nachhaltige Alternativen, die dein Bad schöner und deinen ökologischen Fußabdruck kleiner machen:

Zahnbürste

Statt einer Zahnbürste aus Plastik kannst du ganz einfach auf eine nachhaltige Bambuszahnbürste umsteigen. Wenn du es noch regionaler magst: etwa bei dm gibt es Zahnbürsten aus heimischem Buchenholz.

Zahnseide

Die meisten Zahnseiden sind entweder aus Kunststoff oder aus echter Seide und Bienenwachs und somit nicht für Veganer geeignet. Es gibt zum Glück aber auch andere Alternativen wie die vegane Zahnseide von Bambusliebe. Sie wird aus PLA (einer Plastikalternative auf Maisstärke) hergestellt und anschließend mit veganem Pflanzenwachs überzogen.

Abschminkpads

Einmal abgeschminkt und dann ab in den Müll? Probiere doch mal wiederverwendbare Biobaumwollpads aus. Nach dem Abschminken kannst du sie sammeln, mit deiner Wäsche waschen und wiederverwenden. Zum Abschminken kannst du statt spezieller Lotions auch ohne Probleme Öle, die du schon in der Küche hast, benutzen.

Q-Tipps
Auch Wattestäbchen kannst du ganz einfach durch plastikfreie Q-Tipps aus Bambus und Baumwolle ersetzen. Diese sind allerdings nur einmal nutzbar. Es gibt aber auch eine wiederverwendbare Variante namens LastSwab. Diese Q-Tipps kannst du nach dem Gebrauch einfach mit Wasser und Seife reinigen und wiederverwenden.

Deo ohne Plastik
Oft wird Deo in praktischen Sprühdosen oder als Roll-On verkauft, die eine ganze Menge Plastikmüll verursachen. Eine tolle Alternative dafür sind Deocremes und feste Deos, die in kleinen Aluminiumdosen oder Kartons verpackt werden.

Monatshygiene
Auch für unsere Monatshygiene gibt es zahlreiche grüne Alternativen. Herkömmliche Wegwerf-Tampons und -Binden verursachen viel Müll (und kosten uns jeden Monat aufs Neue einiges an Geld). Waschbare Binden und Slipeinlagen, Perioden-Panties, Schwämmchen oder Menstruationstassen dagegen kannst du immer wieder verwenden und produzierst so nicht dauernd Abfall. Es gibt sogar wiederverwend- und waschbare Tampons.

Falls das für dich (noch) keine Alternativen zu altbewährten Produkten sind, kannst du auch auf Biotampons/-slipeinlagen umsteigen. Der Vorteil daran ist, dass sie frei von Schadstoffen sind und aus zertifizierter Biobaumwolle bestehen.

HAPPY PO – klopapierlos glücklich
Verwendest du schon recyceltes Toilettenpapier? Super! Wenn du noch experimentierfreudiger bist, habe ich einen Tipp für dich: Probiere doch mal eine Popo-Dusche aus. Klingt im ersten Moment vielleicht seltsam, funktioniert aber super und du sparst damit zusätzlich eine Menge Toilettenpapier ein.

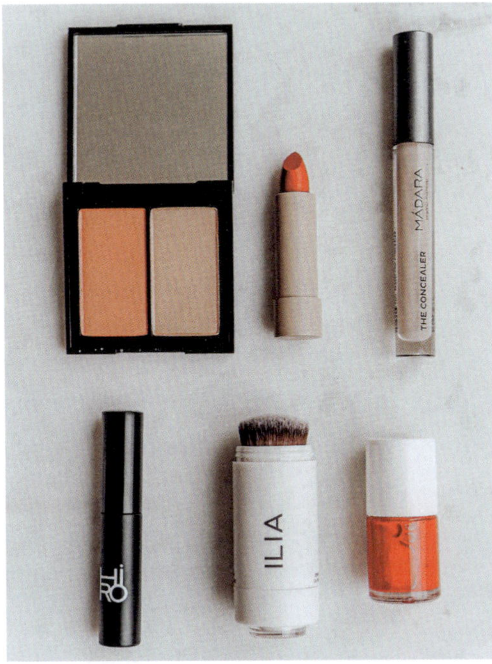

↑ *Ein paar meiner liebsten Naturkosmetik-Make-up-Produkte: vegan und tierversuchsfrei*

Nachhaltig haarfrei
Weg mit den Einwegrasierern, die Unmengen an unnötigem Müll verursachen! Und her mit einem schicken und langlebigen Rasierhobel, der genauso für glatte Haut sorgt und dich zudem viel umweltfreundlicher dein Leben lang begleitet. Zu Beginn hatte ich riesigen Respekt vor dem Hobel, der schon so beängstigend klingt. Du brauchst aber wirklich keine

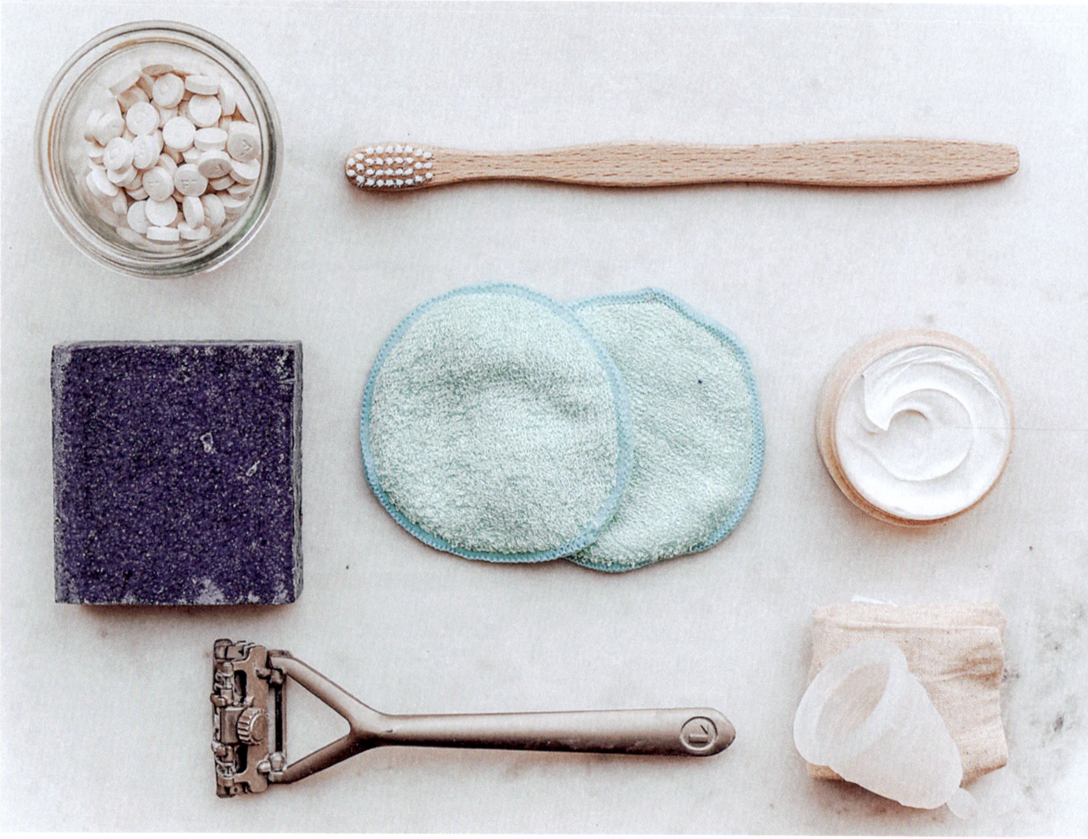

↑ *Probiers doch mal in grün & zero/less waste!*

Angst vor Schnittwunden zu haben. Wichtig ist nur, dass du dich nass sanft (!) entgegen der Haarrichtung (und am besten mit Rasierseife) rasierst. Nach ein paar Malen hat man den Dreh schnell raus und kann sich ohne Probleme in allen Körperzonen rasieren.

Feste Kosmetik
Eine weitere Möglichkeit, um vor allem Verpackungen einzusparen, ist, öfter mal zu festen Kosmetikprodukten zu greifen. Egal ob Shampoo, Conditioner oder Bodylotion – es gibt unglaublich viele coole Produkte in plastikfreier und unverpackter Ausführung. Probiere es doch mal aus!

Tolle Marken (die ich schon getestet habe und sehr gern mag) sind dafür zum Beispiel Natural pure solids, Junglück, Lamazuna oder Rosenrot Manufaktur.

Waschmittel
Zwar hat nicht jeder unbedingt die Waschmaschine im Badezimmer, dennoch sollte man auch Waschmittel an dieser Stelle nicht vergessen. Unverpacktläden bieten zum Beispiel sowohl Waschpulver als auch Flüssigwaschmittel zum Abfüllen an. Wenn du keinen solchen Laden in deiner Nähe hast, kannst du auch ganz einfach Verpackungsmaterial reduzieren, indem du größere Mengen kaufst und sparsam dosierst.

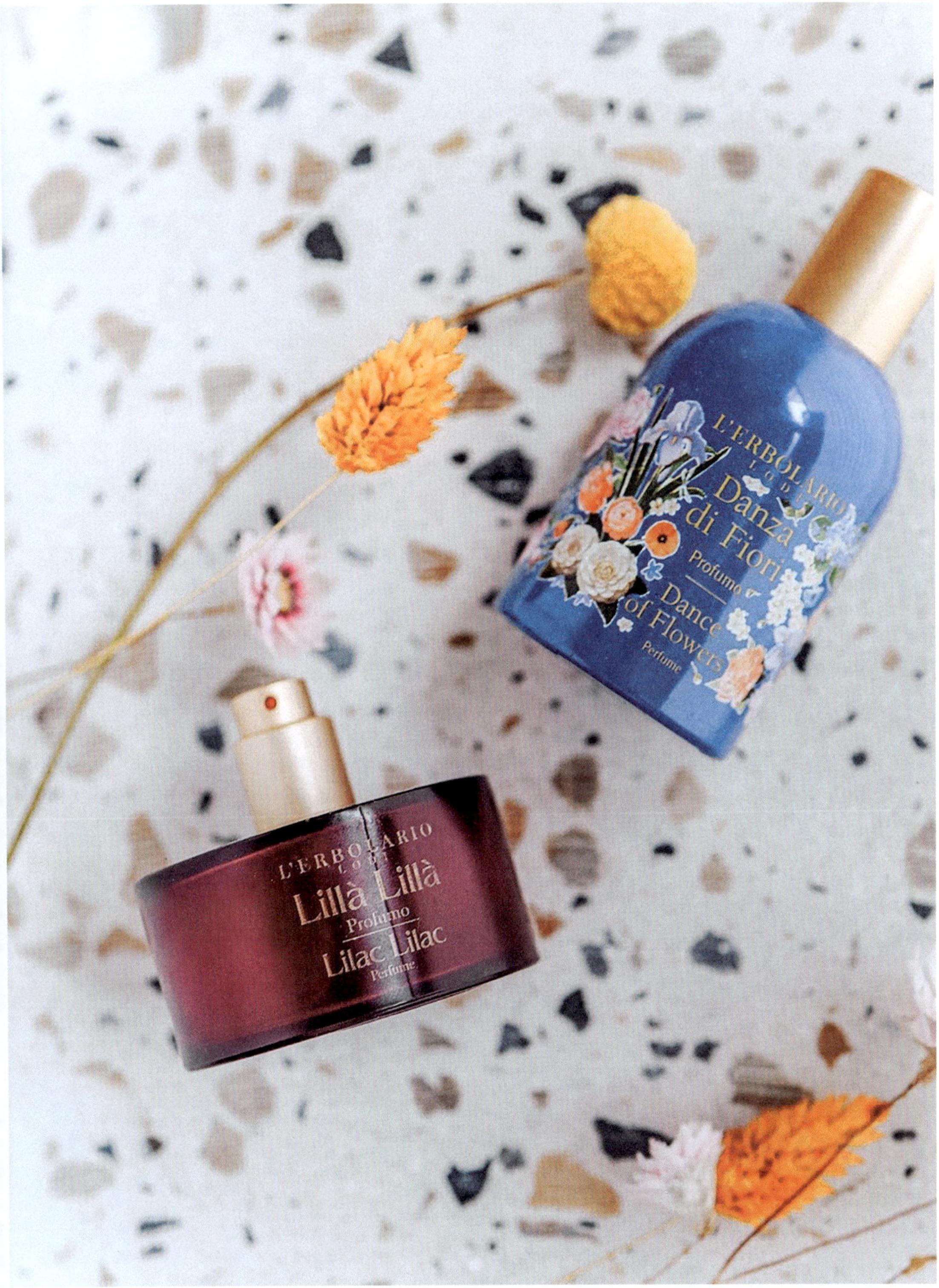

↑ *Meine Empfehlungen für Naturkosmetik*

Veganes Interieur

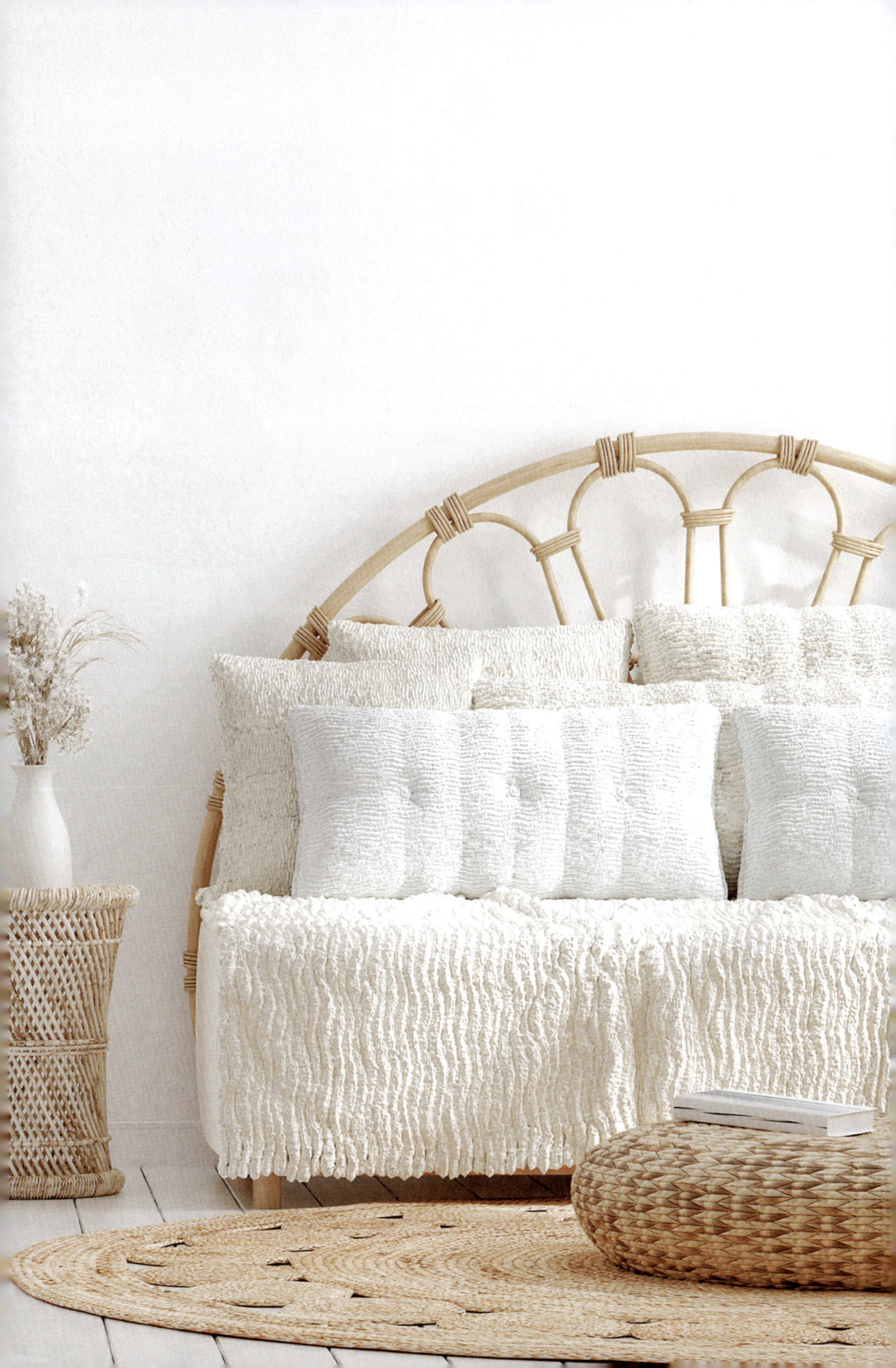

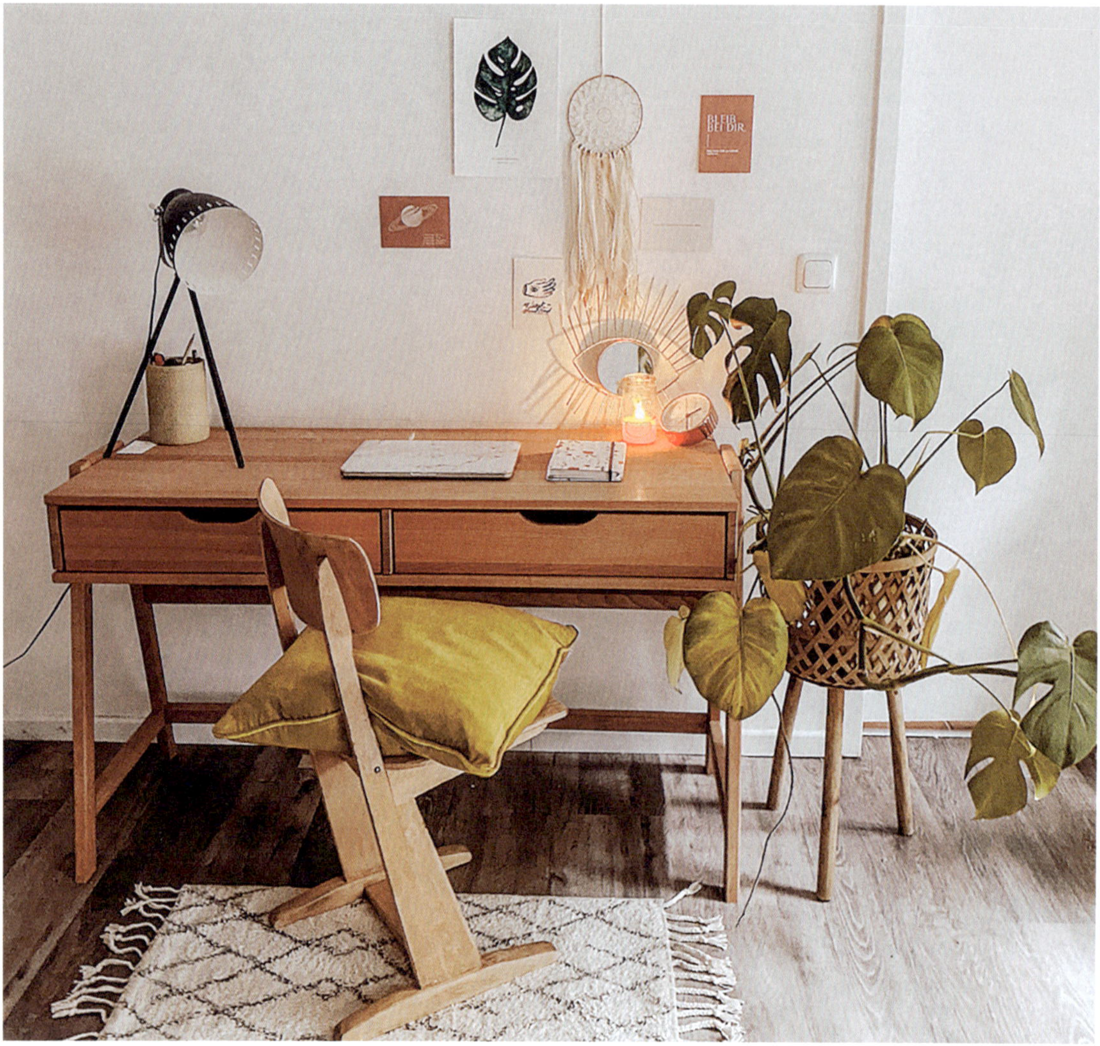

VEGAN LIVING

In diesem Kapitel möchte ich zeigen, dass es für Veganer oder Veganerinnen auch in den eigenen vier Wänden ein paar Punkte gibt, auf die man achten sollte.

← *Auch bei der Einrichtung lohnt sich ein genauer Blick auf die Materialliste*

Vielleicht fragst du dich: »Vegane Gerichte, Kleidung und Kosmetik verstehe ich – aber was soll denn in meiner Wohnung nicht vegan sein?« Um ehrlich zu sein, war das auch mein Gedanke, als ich mich das erste Mal damit beschäftigt habe. Doch auch in deinen eigenen vier Wänden wirst du erstaunt sein, wo sich überall »vegane Stolperfallen« verstecken. Denn es werden so viel häufiger tierische Produkte in Heimtextilien verwendet, als wir annehmen.

AUF WELCHE MATERIALIEN DU ACHTEN KANNST

Leder

Nicht nur für die Modeindustrie ist Leder interessant, es wird auch für zahlreiche Möbelstücke und Wohnaccessoires verwendet. Die große Ledercouch, der bequeme Sessel mit Lederbezug oder die Stühle am Esszimmertisch. Ganz häufig ist Leder im Einsatz. Eine naheliegende Alternative ist hier Kunstleder, das in der Produktion preisgünstiger als tierisches Leder und heutzutage kaum noch von echtem Leder zu unterscheiden ist. Eine andere Möglichkeit sind auch Möbelstücke mit Stoffbezug. Das Thema Leder habe ich auf den Seiten 116 ff. ausführlich thematisiert.

Wolle

Wie bei veganer Mode kann man auch bei der Inneneinrichtung ganz einfach auf Wolle verzichten. Alternativen hierfür sind aus Baumwolle, Polyester und Nylon. Wolle findest du vor allem in Sofadecken oder Polsterbezügen.

Daunen

Hast du dir schon einmal Gedanken über die Füllung deiner Bettdecke gemacht? Leider besteht die Füllung von Bettdecken und -Kissen meistens aus Daunen, die häufig mit der schmerzhaften Rupfung von Enten oder Gänsen einhergeht. Doch auch hier kannst du auf zahlreiche Alternativen zurückgreifen, die auch einige Vorteile zu bieten haben. Künstliche Stoffe sind oftmals nicht nur günstiger, sondern auch weniger empfindlich, Allergikerfreundlich und können zudem in der Waschmaschine gereinigt werden. Wenn du lieber Naturmaterialien magst, sind die Pflanzendaune Kapok oder Bambusfasern eine tolle Alternative.

Knochenleim

Möbel sind in vielen Fällen nicht vegan (außer sie tragen ein veganes Siegel), denn die Hölzer werden oft durch sogenannten Glutinleim zusammengehalten. Dieser wird häufig durch das Auskochen von Tierknochen gewonnen und ist aufgrund seiner Härte als Klebstoff sehr beliebt. Ob Knochenleim verwendet wurde, wird nicht deklariert, weshalb man sich beim Hersteller des jeweiligen Produktes erkundigen sollte.

Borsten

Auch wenn du deine Wohnung streichst, kann das schnell eine tierische Angelegenheit werden. Deshalb lohnt es sich genauer hinzusehen, aus welchen Materialien das Werkzeug zusammengesetzt ist. So bestehen zum Beispiel viele Pinsel und Bürsten aus echtem Tier-

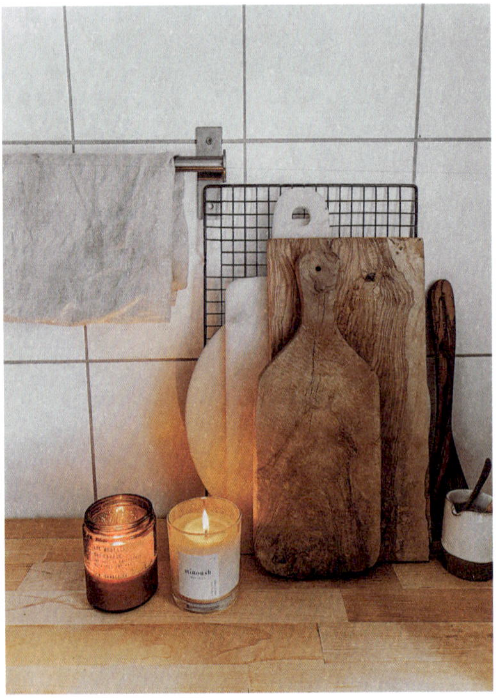

↑ *Probiere doch mal vegane nachhaltige Kerzen aus Soja- und Rapswachs aus!*

haar, die man aber ohne Probleme durch synthetische Pinsel ersetzen kann.

Kerzen

Viele Kerzen bestehen aus Bienenwachs. Auch hier lohnt sich ein genauer Blick auf die Inhaltsstoffe. Häufige Alternativen sind Paraffin, Stearin oder Soja- und Rapswachs. Paraffin wird aber beispielsweise aus Erdöl gewonnen ist daher zwar erst einmal vegan, aber nicht gerade nachhaltig. Stearinkerzen bestehen meist zum größten Teil aus pflanzlichen Fetten, können aber auch Stearinsäure aus Schweinemägen oder Rindertalg beinhalten. Hier lohnt sich eine konkrete Nachfrage. Die umweltbewusste Alternative sind Kerzen aus Soja- und Rapswachs: Sie brennen sauber ab und belasten zudem nicht die Umwelt.

Tolle vegane Kerzenmarken sind zum Beispiel minoush, o.w.n. candles, Munio Candela oder recycledlight.

DIESE MÖBELMARKEN HABEN EIN TOLLES VEGANES ANGEBOT

allnatura: Die Marke bietet Wohnmöbel und Bettware an, die veganfreundlich mit dem »Vegan«-Logo gekennzeichnet sind. Zum veganen Sortiment gehören vor allem Holzprodukte wie Kleiderschränke, Kommoden, aber auch Sofas und Matratzen.

VEGAN4LIVING: Hier findest du eine riesige Auswahl an veganen Möbeln und Wohnaccessoires. Das Angebot geht dabei von Couch- und Beistelltischen über Sessel und Stühle bis hin zu Kissen, Vasen und Tischlampen. Auf der Website kann man zudem auch vegane Mode und Kosmetik finden.

TREND4ROOMS: Das Unternehmen bietet Möbel und Wohnaccessoires namhafter Designer an und setzt auf einen tierfreundlichen Herstellungsprozess sowie auf Nachhaltigkeit. Deshalb findet man auf der Website auch eine große Auswahl an Upcycling-Produkten.

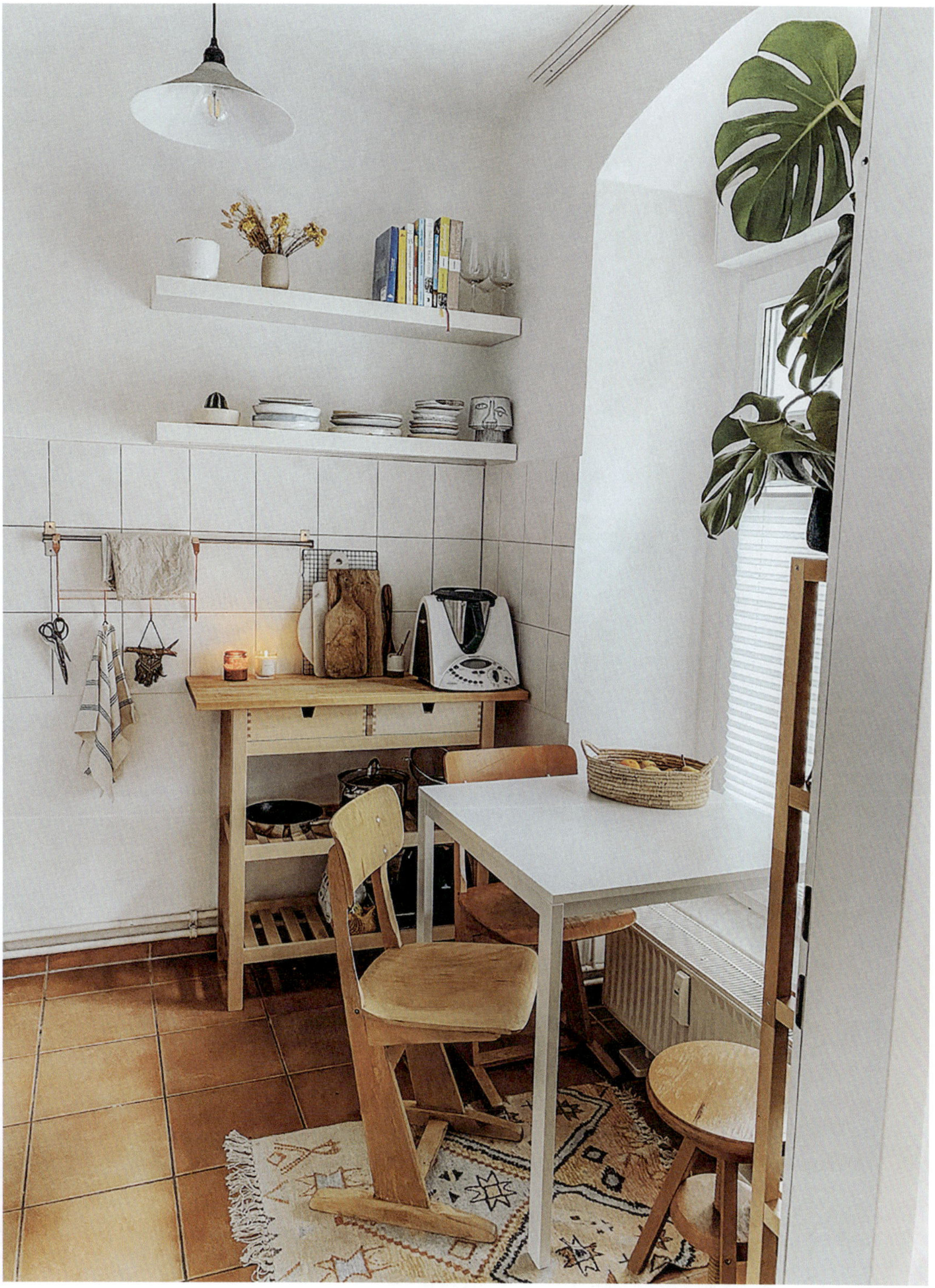

↑ *Auch Secondhand ist immer eine nachhaltige Alternative: In meiner Küche mag ich besonders gern meine Secondhand-Stühle vom Flohmarkt*

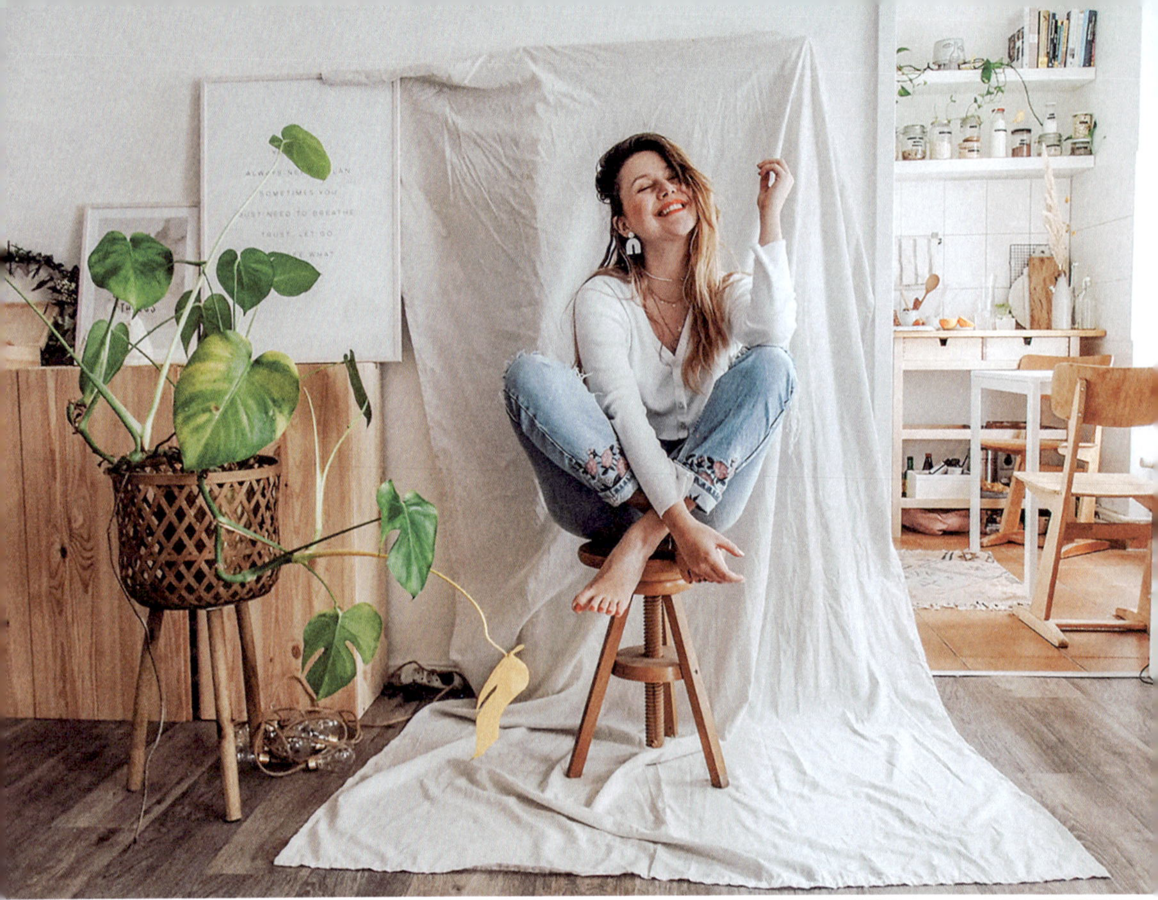
SOMETIMES YOU
TRUST, LET GO

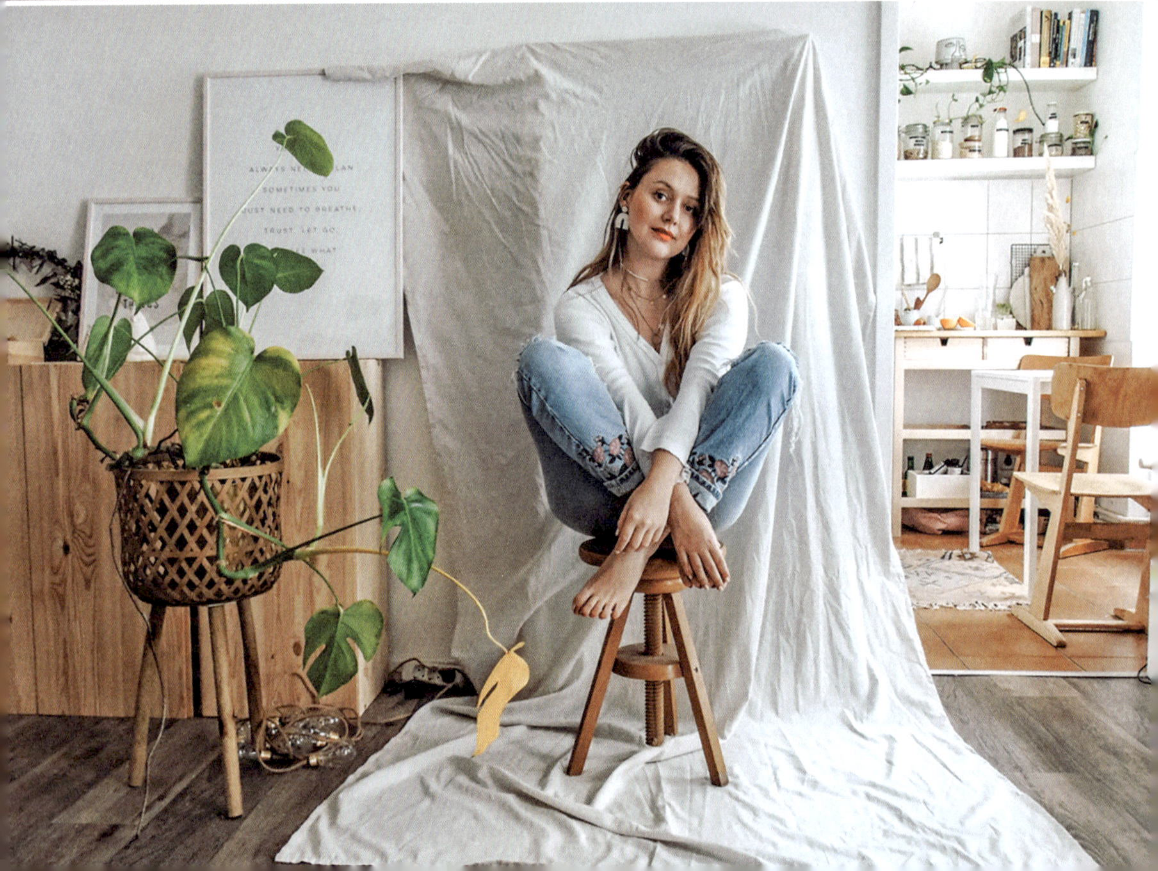
SOMETIMES YOU
JUST NEED TO BREATHE,
TRUST, LET GO

»FAST FASHION ISN'T FREE. SOMEONE, SOMEWHERE, IS PAYING.«

LUCY SIEGLE

Vegan auf Reisen

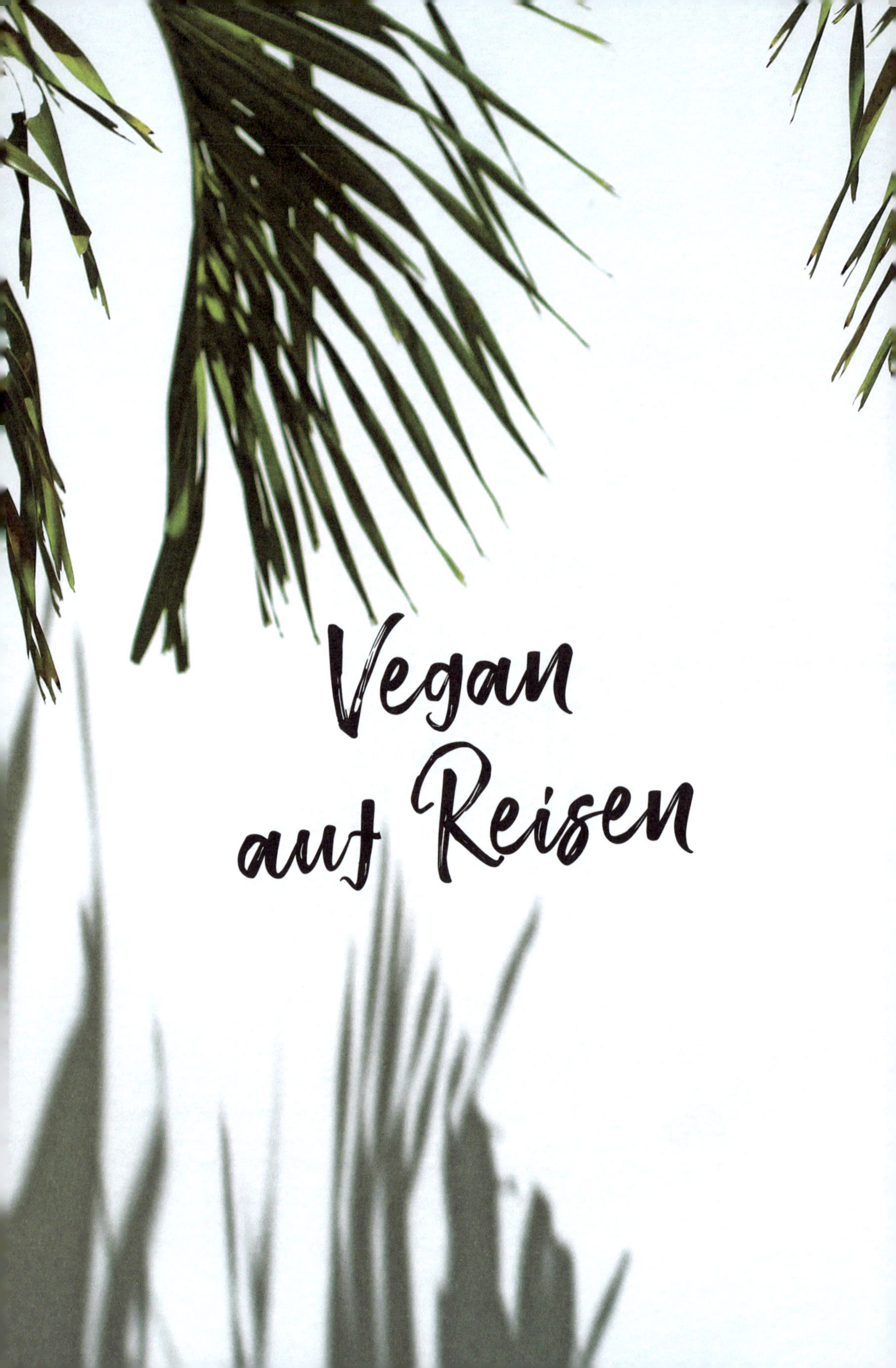

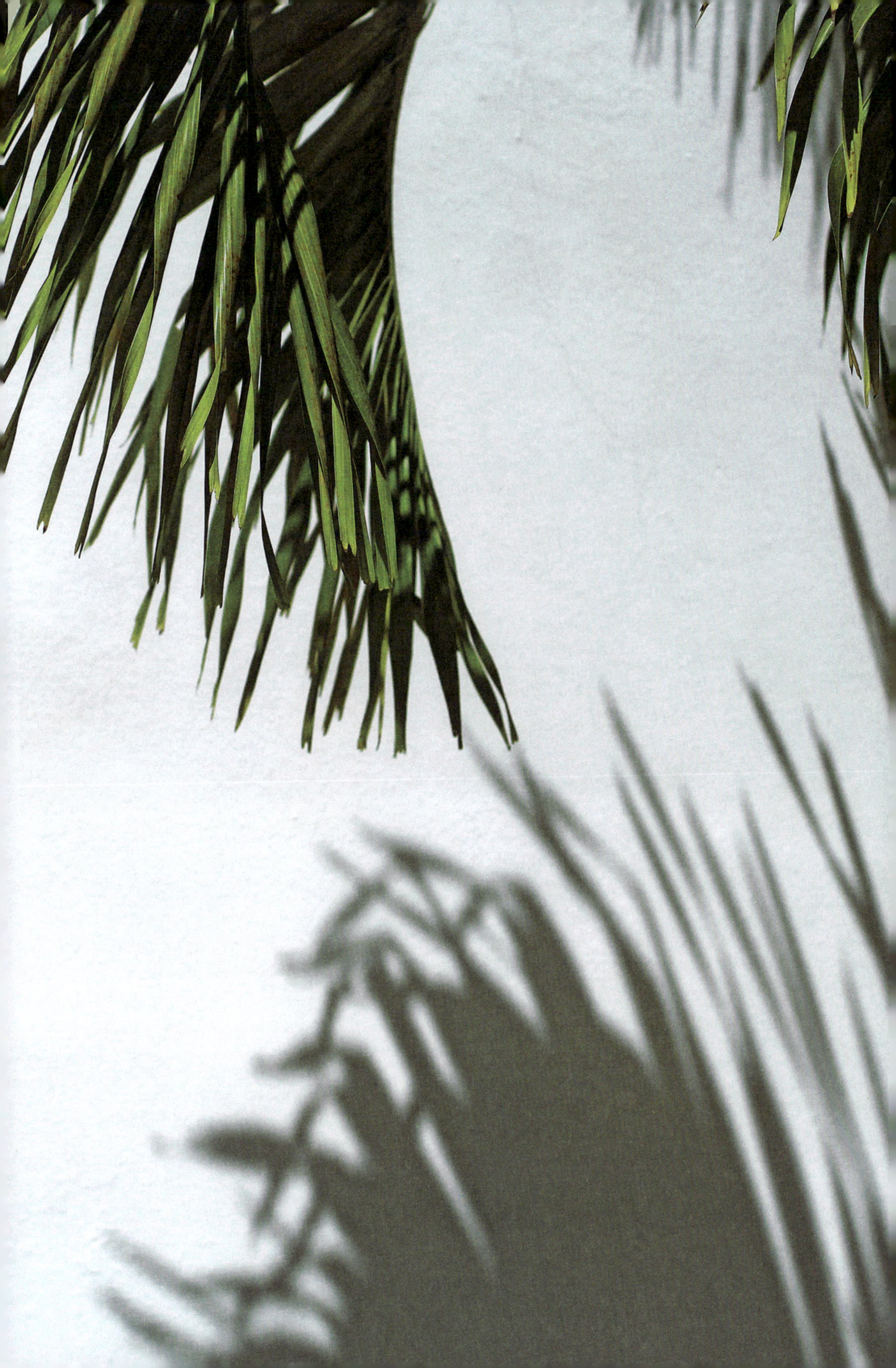

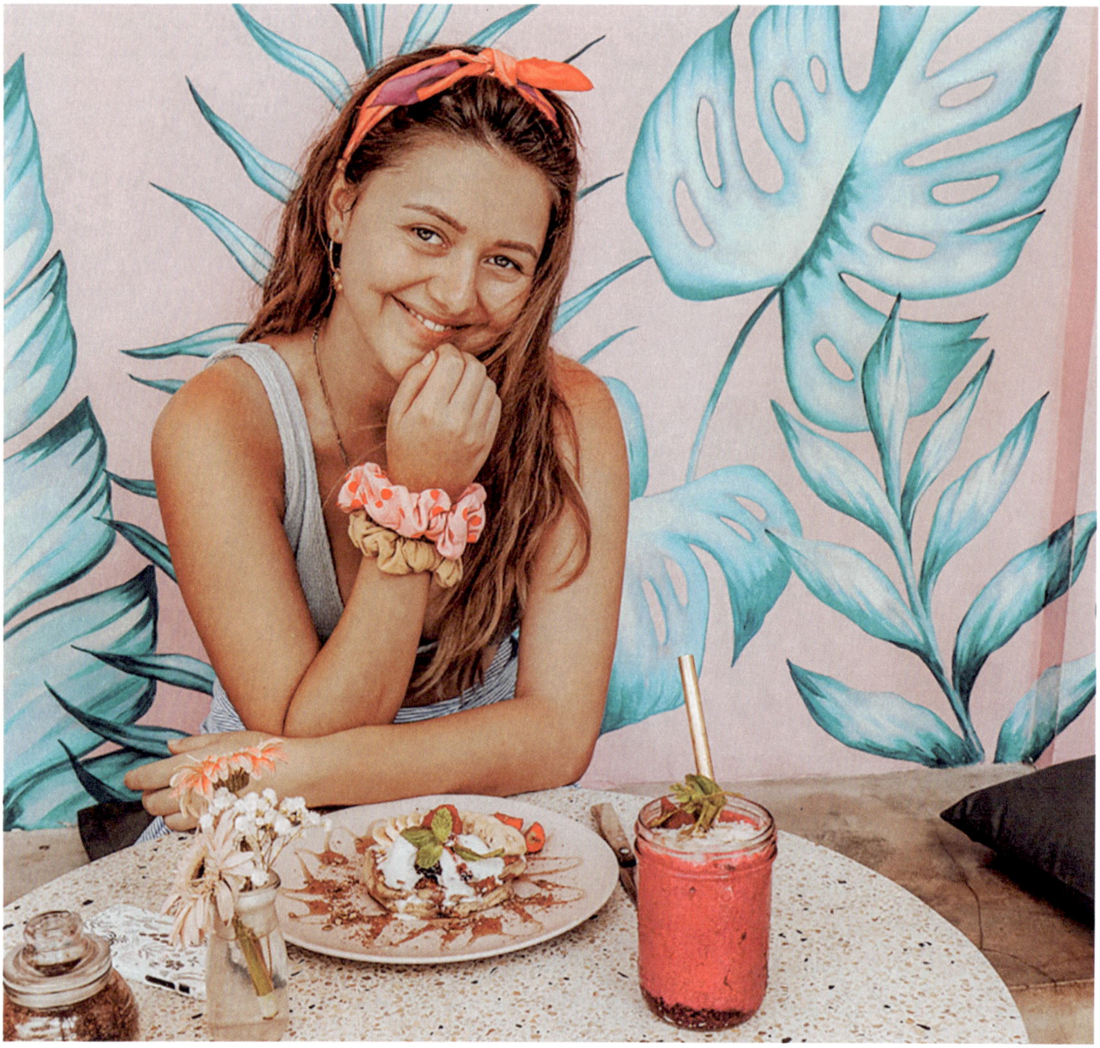

REISE LIEBER VEGAN

Zu Hause vegan zu leben, ist heute nicht mehr schwierig. Irgendwann hat man den Dreh raus und weiß, wo man was bekommt. Wenn du aber ins Ausland fährst, musst du dich erst einmal neu orientieren. In diesem letzten Kapitel findest du Tipps, mit denen es vegan auch auf Reisen klappt.

Bali, ein Paradies für Veganer – aber nicht überall ist die Auswahl so riesig

Während es bei uns zum Glück mittlerweile schon richtig viele vegane Alternativen (vor allem in den Städten) gibt, ist es auf Reisen oft um einiges schwieriger. Trotzdem sollte eine vegane Lebensweise niemals davon abhalten, Dinge zu tun, die uns Freude bereiten. Und da gehört für mich das Reisen auf jeden Fall dazu!

In den letzten Jahren war ich unter anderem in Amsterdam, Mailand, Österreich, Kroatien oder auf Bali unterwegs. Während es in den Städten (und auf Bali – ein Paradies für Veganer) relativ leicht war, vegane Gerichte und Alternativen zu finden, war es in den ländlichen Regionen Österreichs und auch in Kroatien nicht ganz so einfach. Während in Österreich fast alle traditionellen Gerichte, wie Kaiserschmarrn, Brotzeit Jausn oder Kaspressknödel, tierische Produkte enthalten, war in Kroatien zusätzlich die sprachliche Barriere eine Herausforderung. Trotzdem musst du keine Sorgen haben: Vegan leben heißt nicht, von jetzt an aufs Reisen verzichten zu müssen.

In den letzten fünf Jahren habe ich einige Dinge gelernt, die es dir unterwegs erleichtern, ohne große Umstände vegan zu bleiben.

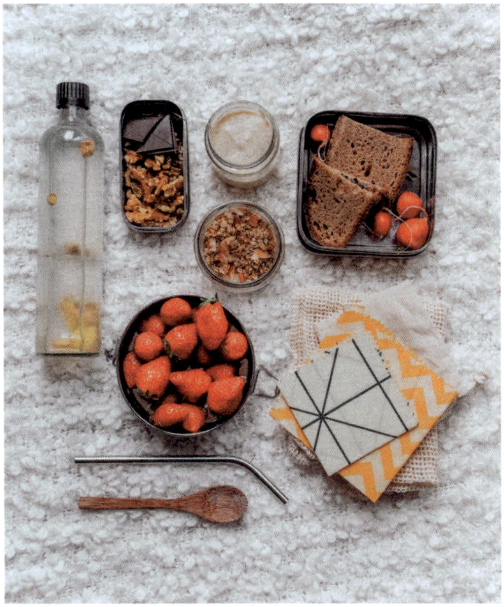

Nüsse, Obst, etwas Schoki und belegte Brote eignen sich perfekt als Reiseproviant

1. INFORMIERE DICH, BEVOR ES LOSGEHT

Bevor du losreist, lohnt es sich, wenn du dich über nationale Gerichte informierst, die »rein zufällig« vegan sind. Außerdem schaue ich immer vorab im Internet, ob es in der Nähe der Unterkunft vegane/vegetarische Cafés oder Biomärkte gibt, die auch häufig zumindest ein paar vegane Alternativen anbieten.

Eine App, die dir die Suche nach veganen Restaurants (egal wo auf der Welt) erleichtert, ist Happy Cow. In der App kannst du einfach dein Reiseziel eingeben, bei vegan einen Haken setzen und schon werden dir Restaurants in der Nähe angezeigt. Auf der Happy-Cow-Website gibt es zusätzlich hilfreiche Beiträge wie Informationen zu den Vegetarier-freundlichsten Städten der Welt oder zu veganen Unterkünften.

Eine weitere empfehlenswerte App ist »Vegan Passport«. Sie kostet zwar einen kleinen Betrag, übersetzt aber knapp 96 Prozent der weltweiten Sprachen und erleichtert dir die Suche in Cafés und Restaurants nach veganen Gerichten.

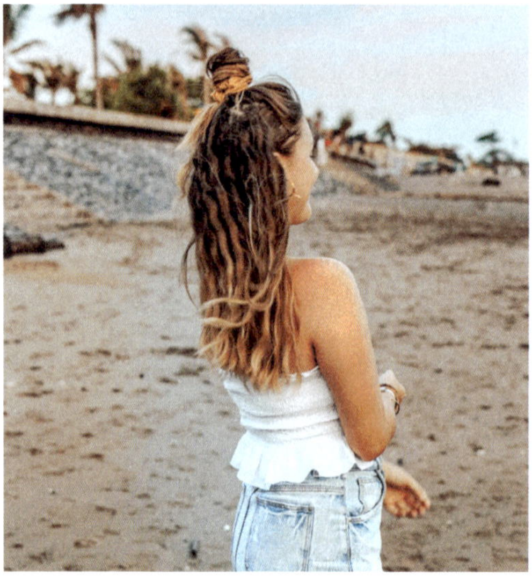

↑ *Vermeide Tierattraktionen, denn die Nachfrage bestimmt das Angebot!*

2. VEGAN IN BUS, BAHN ODER FLUGZEUG

Ein weiterer Tipp für längere Bus- oder Zugreisen ist ein abwechslungsreicher Reiseproviant, damit du unterwegs nicht hungern musst. Ich persönlich mag besonders gerne Obst(mus), Rohkoststücke, Nüsse sowie leckere vielfältig belegte Brote, die du zu Hause gut vorbereiten kannst. Für längere Trips mag ich gerne Salate oder Pasta, die man einfach in einem gut verschließbaren Schraubglas oder Edelstahlbrotboxen transportieren kann.

Im Flugzeug ist Selbstversorgung nicht so einfach möglich. Obwohl die Qualität oft sehr unterschiedlich ist, lohnt es sich, vorab das vegane Menü zu buchen. Das ist auf der Internetseite der jeweiligen Fluggesellschaft etwa 48 Stunden vor der Flugreise möglich.

3. VEGAN IN DER UNTERKUNFT UND IM RESTAURANT

In den meisten Fällen ist das Personal in Hotels oder Guesthouses sehr darum bemüht, deine Ernährungswünsche zu erfüllen. Deshalb lohnt es sich, beim Personal nach veganen Alternativen zu fragen. In Restaurants frage ich häufig (wenn es keine veganen Gerichte gibt), ob man mir etwas aus den veganen Beilagen zusammenstellen kann. Das ist dann viel leckerer und abwechslungsreicher als nur Salat oder Pommes!

4. NOTFALLPAKET EINPACKEN

Bei einer guten Vorbereitung gehört auch ein kleines »Notfallpaket« dazu. Dafür mag ich besonders gern frisches Obst, Trockenfrüchte oder eine Tüte Nüsse. Wenn du dann unterwegs erst mal keine veganen Optionen findest, musst du nicht hungern und hast Zeit, vor Ort nach Veganem zu suchen.

5. SEI NICHT ZU STRENG MIT DIR!

Ein letzter Punkt: Sei nicht zu streng mit dir! Auch wenn dir das Tierleid und die Umwelt am Herzen liegen, kann es trotzdem einmal vorkommen, dass es keinerlei Alternativen gibt oder du missverstanden wirst und doch ein tierisches Produkt auf dem Teller landet. Wenn dann doch einmal Parmesan auf meiner Pasta ist, handhabe ich es so, dass ich nicht das ganze Gericht zurückgebe (für mich Unsinn, denn das Tierleid ist bereits geschehen und sonst wird mein Gericht weggeworfen), sondern den Parmesan so gut wie möglich zur

Seite schiebe und den Rest esse. Für mich persönlich die »beste« Lösung, auch wenn ich natürlich am liebsten gänzlich vegan reise.

TIERATTRAKTIONEN VERMEIDEN!

Eine letzte Sache, um tierfreundlich zu reisen: vermeide Touristenattraktionen mit Tieren! Egal ob Elefantenritte, Kutschfahrten, Flamingos am Strand oder Schwimmen mit Delfinen. All diese Tiere können kein artgerechtes Leben führen, weil sie Touristen bespaßen oder ihnen als Attraktion dienen sollen.

Elefanten beispielsweise werden misshandelt, um den ganzen Tag Touristen hin und her zu tragen. Die Tiere werden dafür geschlagen, angekettet und teilweise sogar unter Drogen gesetzt, damit sie nicht aggressiv werden. Auch Flamingos stehen nicht freiwillig am Strand für ein schönes Urlaubsfoto, ihnen werden vielmehr die Flügel gestutzt, damit sie nicht davonfliegen können.

Auch das Schwimmen mit Delfinen ist lediglich für den Touristen eine tolle Erinnerung. Delfine schwimmen in freier Wildbahn bis zu 150 Kilometer am Tag. In Gefangenschaft ist die Lebenserwartung der Tiere um mehr als die Hälfte geringer! Die Becken sind viel zu klein, die Tiere haben keine Bewegungsmöglichkeiten und werden stattdessen auf Kunststücke dressiert.

Zum Glück gibt es auch viele tierfreundliche Möglichkeiten, für die du dich bewusst entscheiden kannst: Delfin- oder Walbeobachtung in freier Wildbahn, der Besuch einer Safari oder Salzseen oder Lagunen, in denen man Flamingos aus einer gewissen Entfernung beobachten kann.

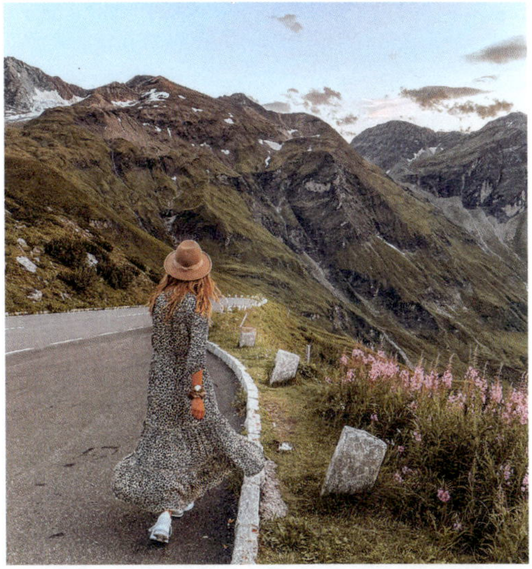

↑ *Vergiss nicht die Leichtigkeit beim Reisen – auch wenn du es unterwegs mal nicht zu 100 Prozent schaffst*

Das Wichtigste ist, dass du negative Attraktionen meidest und tierfreundliche Alternativen unterstützt. Sobald ein Umdenken stattfindet, wird sich auch die Branche ändern, denn die Nachfrage bestimmt immer das Angebot. Das Bewusstsein für Tierschutz und artgerechten Umgang wird zwar immer größer, ist aber gerade außerhalb des deutschsprachigen Raums noch deutlich ausbaubar und wir als Touristen können darauf positiven Einfluss nehmen. Wir haben nur diese eine Erde und jedes Lebewesen hat ein schönes und qualfreies Leben verdient. Es ist deshalb wichtig, nicht wegzusehen, sondern genau hinzuschauen, sich zu informieren und solche Organisationen und Attraktionen nicht zu unterstützen.

REGISTER

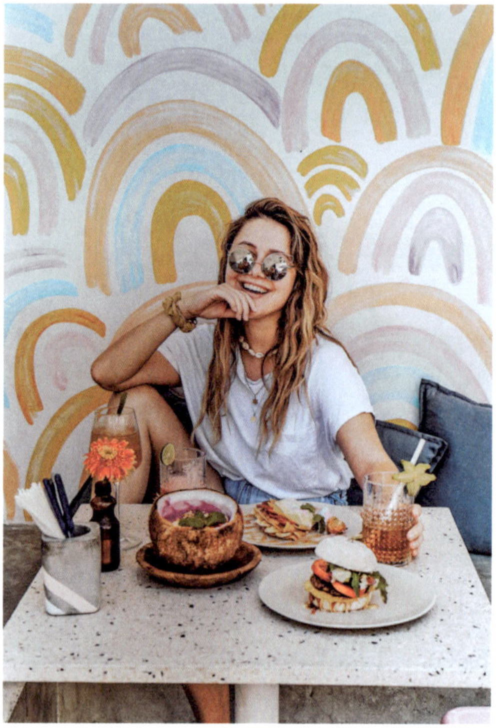

↑ *Vegan sein tut allen gut*

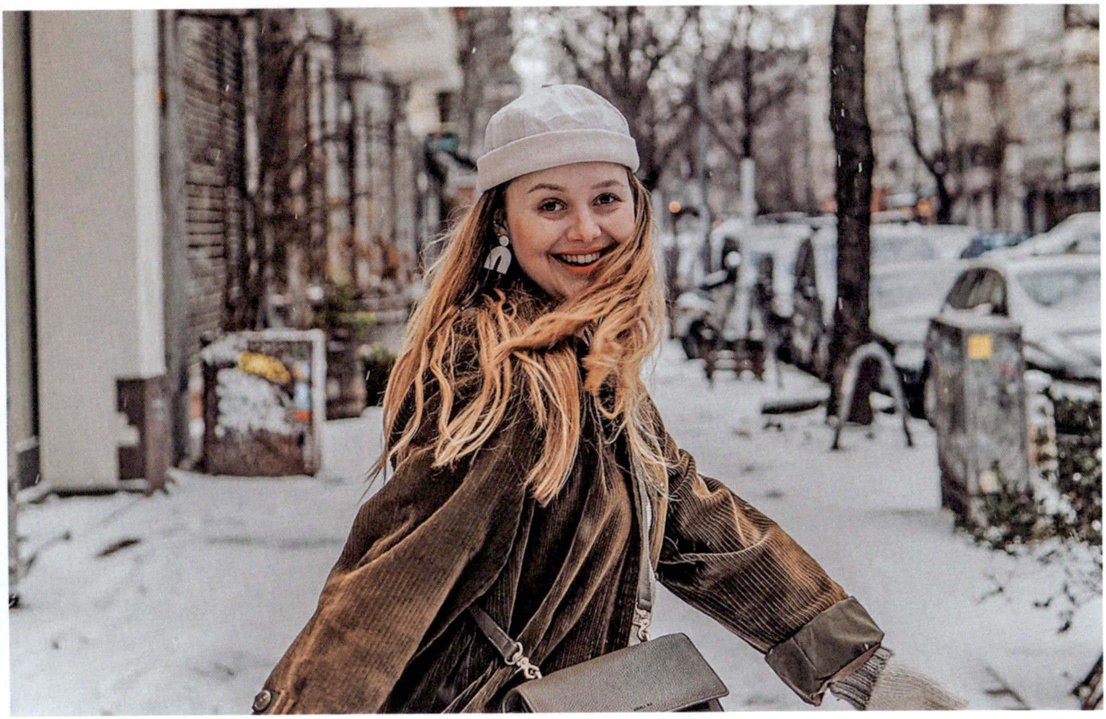

↑ *Vegan zu leben, bedeutet keine Einschränkung, sondern Veränderung*

DANK

Ich möchte mich bei meiner wundervollen @mari.linni-Community bedanken, ohne die dieses Buch niemals in dieser Form entstanden wäre. Danke für all den schönen Austausch und die Tipps, die wir in den letzten fünf Jahren miteinander geteilt haben.

Mein weiterer Dank gilt dem Christian Verlag, der die wunderbare Idee für dieses Buch hatte und mir sein Vertrauen entgegengebracht hat, in vollster Freiheit über all das schreiben zu dürfen, was mir am Herzen liegt und hoffentlich auch euch den veganen Lebensstil nähergebracht hat.

Außerdem möchte ich meiner Familie danken, die – seit ich denken kann – immer für mich da ist, und die ich immer um Rat fragen kann, wenn ich selbst einmal nicht weiterweiß.

Ein letzter Dank gilt meinen Freunden, die mich teilweise seit über 13 Jahren, teils seit ein paar Jahren begleiten und mit denen mein Leben um so viel mehr bereichert wird.

ÜBER DIE AUTORIN

Nicola Link studiert Jura und ist Wahl-Berlinerin mit Leib und Seele. Auf ihrem Instagram-Account und dem gleichnamigen Blog »mari.linni« teilt sie ihre liebsten Rezepte, Fair-Fashion-Entdeckungen, Reiseeindrücke und Tipps für eine nachhaltige, vegane Lebensweise. Sie feiert den Alltag und begeistert damit über 40 000 Instagram-Abonnenten.

BILDNACHWEIS

Alle Fotos in diesem Buch und auf dem Umschlag stammen von Nicola Link, mit Ausnahme von S. 10/11, 24/25, 36/37: Shutterstock/Floral Deco; S. 17: Shutterstock/Canetti; S. 19: Shutterstock/Clara Bastian; S. 21: Shutterstock/Alexander Kirch; S. 22: Shutterstock/neenawat khenyothaa; S.29: Shutterstock/Nina Puankova; S. 44/45: Shutterstock/Switlana Sonyashna; S. 60/61: Shutterstock/Pixel-Shot; S. 102/103: Shutterstock/nikkimeel; S. 122: Shutterstock/Gill Copeland; S. 126: Shutterstock/Gertan; S. 128/129: Shutterstock/Bogdan Sonjachnyj; S. 142/143: Shutterstock/jafara; S. 150/151: Shutterstock/AdrianaAceves.

Illustrationen: Seite 32 © Grafik »Pflanzenmilch im Vegleich«: CC BY 4.0 – Albert Schweitzer Stiftung für unsere Mitwelt (albert-schweitzer-stiftung.de) Formatierung geändert; Datenquelle: Birgersson, Karlsson, Söderlund: Soy Milk – an attributional Life Cycle Assessment examining the potential environmental impact of soy milk. Stockholm, 2009. Kuhmilch vs. Hafermilch: Schwedisches Institut für Lebensmittel und Biotechnologie (SIK) im Auftrag von Oatly: Life Cycle Assessment Summary (nach ISO 14040).); S. 112: Christliche Initiative Romero (ci-romero.de)/Grafik von Nikola Berger (Nikobe.net) unter CC-BY-NC-SA 4.0.

IMPRESSUM

Produktmanagement: Stefanie Gückstock
Redaktion: Ralf J. Klumb | The Wordworms
Layout: Elke Mader
Korrektur: Christiane Gsänger
Umschlaggestaltung: Regina Degenkolbe
Repro: LUDWIG:media
Herstellung: Kathleen Baumann

Printed in Germany by deVega

Texte: Nicola Link

Fotografie: siehe Bildnachweis

★★★★★

Sind Sie mit diesem Titel zufrieden? Dann würden wir uns über Ihre Weiterempfehlung freuen. Erzählen Sie es im Freundeskreis, berichten Sie Ihrem Buchhändler oder bewerten Sie bei Onlinekauf. Und wenn Sie Kritik, Korrekturen, Aktualisierungen haben, freuen wir uns über Ihre Nachricht an:
Christian Verlag, Postfach 40 02 09,
D-80702 München oder per E-Mail an
lektorat@verlagshaus.de

Unser komplettes Programm finden Sie unter:

www.christian-verlag.de

Alle Angaben in diesem Werk wurden von der Autorin sorgfältig recherchiert und auf den aktuellen Stand gebracht sowie vom Verlag geprüft. Lassen Sie sich im Zweifelsfall von einem Arzt oder Therapeuten beraten. Die im Buch enthaltenen Informationen ersetzen in keinem Fall ärztliche Hilfe oder Rat. Weder die Autorin noch der Verlag können für eventuelle Nachteile oder Schäden, die aus den im Buch -gegebenen praktischen Hinweisen entstehen, eine Haftung übernehmen. Sollte dieses Werk Links auf Webseiten Dritter enthalten, so machen wir uns die Inhalte nicht zu eigen und übernehmen für die Inhalte keine Haftung.

Die Deutsche Nationalbibliothek verzeichnet diese Publikation in der Deutschen Nationalbibliografie; detaillierte bibliografische Daten sind im Internet über http://dnb.d-nb.de abrufbar.

Infanteriestraße 11a
80797 München

ISBN 978-3-95961-547-1

Klimaneutral
Druckprodukt
ClimatePartner.com/11342-2103-1008

Druck und buchbinderische Verarbeitung dieses Buches sind klimaneutral und vegan.

FSC
www.fsc.org
MIX
Papier aus verantwortungsvollen Quellen
FSC® C122233

Ebenfalls erhältlich ...

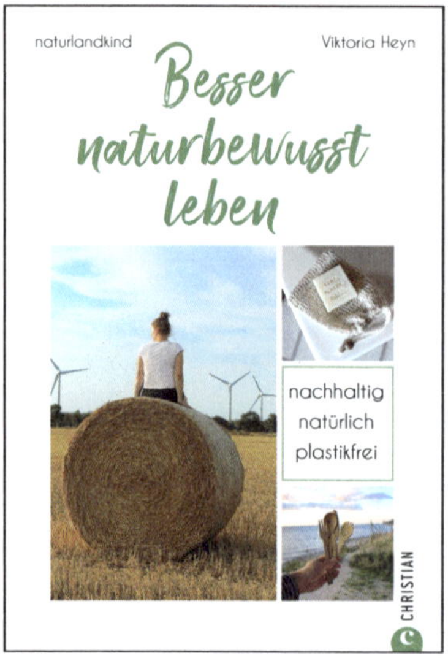

ISBN 978-3-95961-370-5

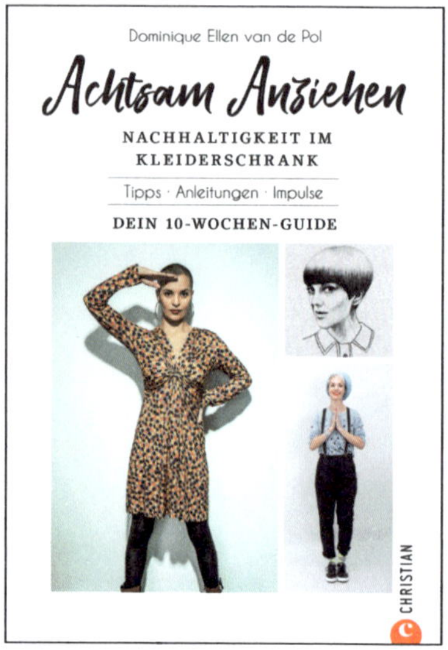

ISBN 978-3-95961-399-6

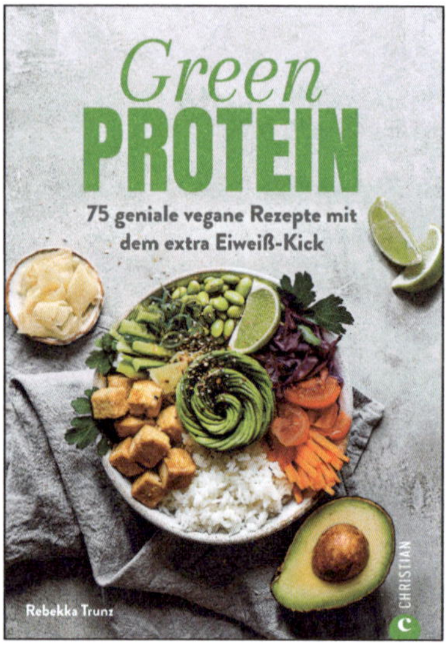

ISBN 978-3-95961-396-5

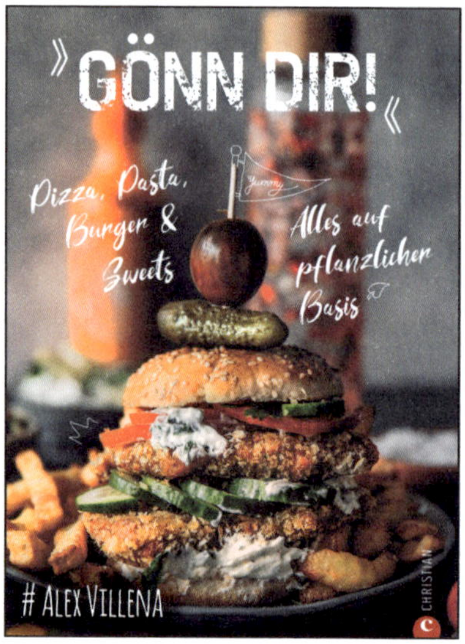

ISBN 978-3-95961-371-2

CHRISTIAN

www.christian-verlag.de